家庭でできる
ガンの治し方

自然放射線 vs 人工放射線

富士山ニニギ Ninigi Fujisan

明窓出版

第二部　生命の秘密を伝える高天原

＊本書内の情報は、著者独自の研究や経験による見解が多く含まれます。一般的ではない用語についても、学術的な使用法でない部分もあり、公的機関による実証データや論文等の客観的根拠をもたない情報もあります。治療については、専門の医師などに相談や確認をしていただきながら進められることを、強く推奨いたします。
（編集部注）

第一部　家庭でできるガンの治し方

はじめに

私たちは、生命としてこの地球に生まれました。

けれども、どのようにして生まれてきたのかを、考えてみた事はありますか。

宇宙からやってきたと思う方もいらっしゃるようですが、それは違います。私たちは、地球独自の生命体なのです。

本書では、どのようにして生命が生まれたのか、その謎を解き、それを元に病気の原因を知り、そしてその治療法を解説していきます。

原発事故により放出された人工放射線で被曝し、それによってガンになる方が多くなってきたと言われています。

今回は、そこにフォーカスして解説していきます。


ガンは、病気といってもウィルスなどの感染症とは違います。ただの細胞異常です。

だから、異常になった原因を突き止めてそれを修正すれば、簡単に改善するのです。その方法もいたって簡単なのですが、道のりはかなり遠いのです。治療にはラジウム石を使いますが、それにより、自然治癒力という人間本来の力が最大レベルで発揮されるようになります。そのためには、意識というものが大切です。意識の持ち方が、自然治癒力を大きく左右します。自然治癒力とは「自らを治す力」です。この力の大きな部分は、人間の潜在意識にしまわれております。それを引き出すための、顕在意識を高めなければならないのです。

そのためには、原理を勉強して理解し、腑に落とさなくてはなりません。私が言う治療の具体的な方法を、ただそのまま実行していただいても、決定的な効果は現れないのです。他人が言う通りにやるだけでは、効果は薄いものになります。

自分で理解し、治療法も自分に合ったものを考えながら行ってみる。それでこそ自然治癒力が発揮されるのです。

自然治癒力は、「免疫力」と言い換えることもできます。

昨今では、この免疫力を向上させて病気を治す方法についての本がたくさん書かれています。しかしどの本も、その免疫力そのものを科学的に追及してはおりません。それでは、なかなか納得されないでしょう。

免疫力の向上とは、遺伝子内の染色体《テロメア》の足が長くなる事です。それによって細胞の再生力が高まり、寿命も延びるのです。

だから、免疫力を上げるには、染色体の足を長くすればよいのですが、染色体は放射線でしか変える事はできません。自然界の放射線によって、免疫力は向上します。

この原理がわからないと、病気がなぜ治るのかもわからないでしょう。免疫力を論じている方も、ほとんどの方がこれを全く理解せずにいるのが現状です。現代医学の知識ばかり頭に叩き込むので、そのようになってしまったのでしょう。大事なのは知識を詰め込む事ではなく、頭で考える事です。

こうして積み重ねた既成概念は、時に新たな理解の妨げとなってしまいます。目からウロコをはがさないと、真実は見えてきません。

本書は、治療を始める前にしっかりと生命の原理や自然放射線の働きを理解する事を目的としています。少し難しい話もありますが、ぜひ読んで理解をしていただきたいのです。それが、治療にどうしても必要なのです。

私は皆さんに、自然放射線を出すラジウム石を紹介して広めていますが、実践する方々は、私が想像すらしていなかったいろいろな方法でガンを克服しておられます。原理さえ腑に落ちればあとは簡単。短時間でガンは治ります。

しかし、石にも意識があり、治療困難な場合は放射線の放出を停止する事がわかりました。使用者が死ぬと、なんとラジウム石は放射線の放出を停止します。私たちの生命は自然界の放射線によって管理されていたのです。地球は生命体です。石にも、知能や意識があるのです。私たちは、地球という生命体の細胞の一部に過ぎません。その数々の証拠を、これから解説してまいります。

ラジウム石は地球の分身であり、自ら発する放射線にさまざまな信号を載せ、生命体に合わせて変化しています。石もバイオリズムを持つ生命体であり、他の生命体に同調もするのです。信じられないでしょうが、これは真実です。

石の出す自然放射線と生命体とのやり取りの実験データを取る事ができました。ラジウム石原石に直接センサーを付けて測定したのですが、人の命が無くなる瞬間の、室内の空中線量の変化を見事に捉えていました。その瞬間に、放射線量が低下していたのです。

つまり人の命は自然放射線によって支えられているとも言え、それゆえに自然放射線で病気も治す事ができるのです。これが、生命の秘密です。

具体的な治療法は後述いたしますが、まずは、生命の秘密とガンという病の性質をしっかりと理解してください。

今、放射能汚染の食品などにより、たくさんの方がガンで悩まれております。

病院に行っても病床はガン患者でいっぱいで、余命1ヶ月と言われたのに緊急手術は2ヶ月待ちというような状態です。もはや、病院では対応できないのが現実なのです。

食物による被曝からくるガンは進行が速く、放っておけばすぐに大事に至ります。まずは原因物質を取り除き、自分で治療するしかないのです。

こうした状況を目《ま》のあたりにして、本書を緊急で書き上げました。病院でなくてもできる、いろいろな治療法を考察しています。ぜひご自身に合った治療法を見つけ出し、ガンを克服していただく事を、切に願っています。必ずや、その方法は見つかると思います。

生命の神秘

最近になって、人間の心臓は、すべての人の間で同期している事がわかりました。
また、脳も自然とつながっており、肉体が死んでも脳だけは眠った状態のままで活動している事があるというのもわかりました。これが死後の世界です。

知人が事故で即死状態となって、病院の霊安室に置かれていたのに、息を吹き返した事がありました。本人に死後の世界を聞いたら、はっきりと覚えていました。

色の無い真っ白な世界で、１人の女性らしき人がいたそうです。自分は寝た状態だったのですが、彼女から、あなたはもう1度人生を送ってください、と言われた瞬間に意識が戻ったそうです。本人から直接聞いた話です。

このように、体は死んだという診断が下っても、心臓と脳は独自に生き続けている場合があるのです。

それは、なぜなのでしょう。

地球自体の持つ自然放射線に、ヒントがあります。

地球の内部は、高温で物質がドロドロのマントルという状態です。このときに発生した放射線に、生命の元となった生命信号が、変調して載っているのです。放射線はただの波動であり、信号をたくさん載せる事ができるのです。

放射線は、光より周波数の高い波動です。だから、信号がたくさん載るのです。しかし、放射線自体は波動ですので、なんの働きもありません。自然放射線と人工放射線を分類しているのはその発生源からで、問題はそれに載っている信号なのです。それが、体に大きな影響を与えるからです。

自然放射線は、自然界、地球のマントルからもたらされる、生命信号を持った放射線です。

人工放射線は、人工の放射性物質が核分裂して出た放射線で、生命情報は載っていません。逆に、悪影響を与える情報が載っているのです。生命を支えているのが自然放射線であり、生命情報以外の情報を載せて体に当てると、遺伝子が変容しうるのです。

私たち生命の発生はどのようだったかというと、宇宙から飛来したアミノ酸が結合してたんぱく質になり、地球の放射線によって分解されて、生命になったのです。たんぱく質の分解、それが細胞分裂になりました。

だから、生命とは永遠に続く細胞分裂なのです。これは地球内で起こっている事で、生命は地球以外から来たのではありません。

それゆえ、生命はすべて地球の自然放射線で管理されているのです。

それがわかれば、心臓と脳の神秘の理由がおわかりでしょう。

心臓の筋肉である心筋は、自分自身が動かしているのではなく、自然放射線が動かしているのです。だから、移植のときに肉体から取り出しても心臓は動いているのです。

心臓は、自然放射線を出すカリウムを心筋に蓄えて、それで動いています。ところが人工の放射性物質のセシウムが入ると、周期表で同じ1族元素であるため、良く似た物質であるカリウムと置き換わって筋肉に蓄積されてしまいます。体内に取り込まれてから体外に排出されるまでの長期間、人工放射線を放射し、体内が被爆してしまう可能性が高いのです。心筋がセシウムを蓄えると、心臓が停止してしまう事もあります。

このように、生命は完全に、地球の出す自然放射線の影響下にあります。人間は、地球という生命体の一細胞に過ぎないのです。だからすべての人間の心臓が同期し、脳が地球とつながっているのです。そのつながっている部分が、潜在意識と言われる部分です。

そのため、潜在意識を動かすといろいろな超能力に目覚めます。なんといっても人間は端末ですから、地球という大型コンピューターにつながればなんでもできるのです。テレパシーなどもそうです。

私はこれを利用して、高天原《たかあまはら》の神々と言われた人たちから生命の秘密を教わりました。高天原の歴史を知れば知るほど、高天原の人たちが行っていた事がわかります。

彼らは自然放射線によって、人類の生命を管理していました。その自然界の放射線を「神」とたたえたのです。神は人にはあらず、波動だったのです。

だから、潜在意識は地球とつながる神秘の扉です。これを開けば誰でも「天才」と呼ばれる存在になります。天（地球）の才能を持つからです。

それゆえ、自然放射線でガンの治療をするにあたって、この潜在意識の活用が必要不可欠になるのです。

また、その自然放射線をもたらしてくれる物が、ラジウム石です。

ラジウム石は放射性元素を由来とする放射線を出しています。地上の生命体に自然放射線を届けてくれているのです。


そして、このラジウム石に意識と知能がある事がわかりました。

私が主催する青龍生命科学研究室で、モンゴルのラジウム原石をガイガーカウンター（放射線を計測する機器）で長時間観察しました。

すると、とんでもない結果になりました。石から出る放射線の強弱は一定のリズムを持って変動していたのです。その周期はほぼ1日。これはまさに「バイオリズム」です。バイオリズムとは生命のリズム。石は生命体だったのです。

さらに、知能が観測されました。

放射線の変動幅が、青龍生命科学研究室において、それを管理している人の体調に合わせて激しく変化していたのです。朝から振幅が振り切れているとき、本人（石の管理者）に電話したら体の調子が悪く、熱があるということがわかりました。ラジウム石は、管理する人に同調し、それを治すためにに放射線を強めていたのです。

さらに、末期の大腸ガンの方の病室にラジウム石を持ち込んだところ、０．０９マイクロシーベルト／時だった部屋の空中線量が、いきなり０．３マイクロシーベルト／時に急上昇。

しかし、ラジウム石の効果が間に合わず、ご本人は亡くなられました。亡くなられたその瞬間、部屋の線量は石を置く前の０．０９マイクロシーベルト／時に戻ったのです。ラジウム石の急激な放射線放出が、停止したのです。これにより、自然放射線が人間の生命に深く関わっている事が証明されました。

石には、意識も知能もあります。

自然放射線を出すラジウム石こそ、本当の地底人だったのです。人類は、この地底人と共に歩んできたのです。

だから、共に過ごしていくうちに、この地底人は感情も持つようになります。

試しに石に名前を付けて人にあげると、その人にちゃんと自分の名前を告げた事もありました（オカルティックな話に聞こえるでしょうが、その方にはどこからかその名前が聞こえてきたそうです）。

人間の潜在意識によって、コミュニケーションがとれるのです。わかりやすく言えば「閃《ひらめ》き」のように感知され、顕在化してくるのです。

変調とは

私は、自分で病気を治す方法をお伝えしますが、人の病気を治す事はできません。医者ではありませんので。

また、病気は自分で治すのが本来の治療で、他人を頼るものではないのです。もともと人間が持っている自然治癒力（免疫力）を高め、その力で治すのです。

自然というと、そのままにして放っておく事と思われている方もおられますが、そうではないのです。自然の力を発揮するためには、それがしまわれている自分の潜在意識を積極的に活用しなければなりません。

私は、医者ではなく電気屋です。大学で「電気磁気学」を学びました。電気磁気とは、いわゆる電磁波であり電波の事です。電波で考えればわかるように、波動には、信号を変調して載せる事ができるのです。載せるにはいろいろな方法があります。

一番単純なのが、振幅変調。これは、電波の強さを変えて信号を載せる方法です。また、周波数を変えて載せる周波数変調もあります。

自然放射線を測定すると、信号の強さが激しく変動するので、一定時間の平均で表示します。自然放射線と人工放射線は、この変動の測定によりある程度判定する事ができます。激しく変動する自然放射線に対して、人工放射線はほぼ一定で、信号がほとんど載っていない事がわかります。

この信号は検波と呼ばれ、それを取り出す事もできるのです。

電磁波は、いろいろな信号を載せて、それを伝える役割があります。波動は、すべてこうした性質を持っています。そしてその周波数が高いほど、よりたくさんの情報を載せる事ができるのです。

周波数の低い方から「電波」「光」「放射線」となり、放射線は光よりももっと膨大な情報を伝える事ができます。放射線の変調された情報が、地球の持つ「生命情報」なのです。

放射線には、とてもたくさんの情報が載っています。それを確認するために、カバー折り返しにあります2枚の写真をご参照ください。

1枚はウラン鉱石に落ちる滝の写真。もう1枚が、そこからいただいたウラン鉱石を私の家の浴槽に入れて、入浴したあとの写真です。

これを見て、なにかお気づきになりませんか。滝の写真は、青い光が水しぶきの中に写っています。浴槽の写真は、石から赤い光が出ているのがわかります。

私が浴槽に入れて愛用した事で、青い光が赤い光に変化したのです。人間とのふれあいで、石から出る放射線の信号が変化したのでしょう。この光は、放射線で変調された信号なのです。

青は紫外線、赤は赤外線、さらに、その紫外線や赤外線にはたくさんの情報が載っています。のちにわかったのですが、紫外線には放射線が持つといわれている化学的作用の信号が、赤外線には生命の情報が載っているのです。

このような周波数の非常に高い放射線は、自然界すべてを支配するような膨大な情報を自然界に与えています。波動は、必ず変調によって情報を持つという事、それを忘れないでください。

世の中で「波動」そのものを取り上げている方がおられますが、波動はあくまでも「搬送波」であって、情報を運ぶだけです。波動自体は、なんの作用ももたらしません。大事なのは、変調されている情報そのものなのです

ですから、放射線自体をα線だのβ線と分類する事には意味がないのです。それは放射線そのものの分類であって、情報に関わるものではありません。しかも、ごく限られた人工放射線の世界で、一般的なものではないのです。そして、この人工放射線で変調されているのは生命信号ではありませんので、細胞を破壊する殺人信号となりえます。あってはならない世界です。

放射線と遺伝子

放射線と遺伝子の関係は、生命にとって最も重要です。放射線があってこそ、そこに生命が誕生したからです。放射線の無いところに、生命は存在しえないのです。では、実際に放射線はどのように生命に関係しているのでしょう。

昔から、遺伝子は放射線にしか影響を受けない事がわかっていました。それなのに、その詳しい研究はなされていませんでした。

私が研究してきた中で、いろいろな事がわかってきました。遺伝子内の染色体の足テロメアが、ラジウム石で変化する事もその１つです。石を手に握るだけでテロメアが長くなったり、短くなったりと変化するのです。これが、放射線が与える遺伝子への影響です。

２００９年、アメリカの生理学者ブラックバーン博士が、テロメアの足が長くなると細胞の寿命も長くなる事を発見して、ノーベル賞を受賞しました。細胞寿命が長くなるという事は、不老長寿が可能となるということですから、人類史上最も偉大ともいえる大発見です。それにより、人間の寿命をテロメアの長さで判断するという「寿命判定」が流行りました。テロメアが長いほど、細胞年齢が若く、長生きできるということです。

しかし博士は、どうしたらテロメアが長くなるかについてはわかりませんでした。そしてこれが、次のノーベル賞を受賞できる研究になると言われています。

しかし、実は、それが簡単にできる事がわかりました。自然放射線を使えば、テロメアを変える事ができるのです。

現在は、細胞分裂をするたびにテロメアの足が短くなっていき、もうこれ以上短くなれないところでその人の寿命が決まるとされ、老化のメカニズムであると考えられています。そのためにテロメアの研究は、いかにして短くなる速度を遅らせるかをテーマにしているのです。

けれどもこれは、間違った考えです。細胞分裂をするたびにテロメアが短くなるわけではありません。細胞分裂をさせるためにテロメアを短くするのであって、分裂後にはまた元に戻るのです。その長さは、自然放射線が調整していたのです。つまり、自然放射線の中には、テロメアを短くして細胞分裂を促す情報を持ったものもあるのです。けがなどにより、もうその細胞が修理不能となった場合は、テロメアを短くして細胞分裂を促し、新しい細胞を作ります。

また、健康な状態では、テロメアを長くし、免疫力を高める効果も期待できます。姫川薬石を手に持つと、不具合が起きた細胞を補修します。これが、病気を治す自然治癒力といわれるものになるのです。遺伝子を操作する自然放射線はいつも、活気に満ちた健康な細胞を維持しようとします。もしガン細胞などがあればたちどころに補修をし、補修が不可能な場合は細胞を破壊してしまいます。実際に、この状態を4000倍の顕微鏡で確認してみました。人間の血液を見てみると、赤血球の周りで小さな物質が動いてます。これはソマチットと呼ばれています。そのソマチットがガン細胞を破壊している様子が見られました。そして結果的にソマチットが棒状に変化し、テロメアの足となったのです。ソマチットの動きには自然放射線が大きく関わっています。自然放射線を受けたら、動きが活発になったのです。これが、自然放射線が免疫力を上げる事の原理です。

死滅したガン細胞は石灰化し、体が健常であればいずれ消えてしまいます。完璧なまでのガン治療が、人の体内で行われているのです。これが自然治癒力であり、免疫力というものです。

細胞分裂によって新しい細胞を作るときは、まずその準備として万能細胞（ＩＰＳ細胞）が用意されます。それは、まだなんの細胞になるかは決まっていません。それは、遺伝子が決める事なのです。

次に、遺伝子内のテロメアが自然放射線によって形成されて、必要な遺伝子になります。しかし、自動的になるのではありません。ここでその人の潜在意識が関与してきます。事故で指を失った人は、それによるストレスがトリガーとなって、自分のＤＮＡから指の遺伝子情報を取り出し、自然放射線に変調をかけます。

実例として、車のドアに挟んだ事で小指がなくなった方がいました。ラジウム石を当てて90日後に包帯をとったら指が生えてました。前の指はアルコール漬けになっていましたが、それをくっつけたのではありません。

また、私の友人は事故で親指がなくなっていましたが、毎日ニニギ石を扱っていたら親指の骨が盛り上がって来てもぞもぞすると言います。人間にとっては指が無いことが一番ストレスとなるので、再生されやすいのです。

こうした場合に使用する石は、花崗岩系のニニギ石（山梨県昇仙峡で取れる御岳昇仙峡花崗岩）が適しています。細胞再生の速度を速めてくれます。骨折も早く治りますが、ちゃんと矯正をしないと曲がったまま固定されてしまいます。脳の疾患にも効果を発揮し、それについてもたくさんの事例があります。患部にあてるだけでいいのです。

ここで重要なのは、自分の意識が自分のＤＮＡから遺伝子情報を取り出すという事です。自分の体以外で行うなどは論外ですし、体外でつくる人工臓器などありえない事なのです。ＤＮＡは自分の百科事典みたいなもので、すべての細胞データが保存されているデータバンクなのです。このＤＮＡさえあれば、いつでも自分の肉体は再生できます。もちろん、自然放射線の手助けが必要ですが。

体内で起こる、自然治癒の原理がおわかりでしょうか。

ここまでは人工の放射線の無い世界でのお話をしました。

では人工放射線は、細胞にどのような影響を及ぼすのでしょうか。

やはりテロメアに影響を与える事は同じなのですが、生命情報を持っていないので、テロメアはコントロール無しの状態で変化します。

そのために、テロメアは長くなるどころか、新たな足を形成し2本の足が3本や4本になってしまいます（テロメアはDNAとは全く別のものであり、染色体でX型やY型があります。ここではX型の足の話です）。テロメアが遺伝子を決定するので、もはやこの状態では、健全な人間の条件から外れてしまいます。それがダウン症です。元来の遺伝子ではない状態になってしまうのです。もちろん遺伝子ですので遺伝します。だから、ダウン症として生まれると、遺伝させないという自然の摂理か、生殖機能を持つ前に命を閉じる場合が多いようです。同じ人間として生まれてきたのに、短い命で終わってしまうのは残念ですね。人工放射線とは恐ろしいものです。

これを防ぐためには、是が非でも自分の被曝した体を修復しておく必要があるのです。自然放射線と自分の正常なDNAを使えば、それは可能です。ダウン症として生まれてきた場合でも可能性はあります。母親からもらった正常なDNAを使って、異常染色体を修復するのです。これは困難を極めますが、可能性はあります。しかし、あくまでもその前に、被曝した母親の体を修復する事が重要でしょう。

今、汚染牛乳を飲まされている子供たちが、将来、出産年齢を迎えた時に、そのまま出産してしまうと高確率で遺伝子異常の子供を生むことになるでしょう。そのような子供たちを治療することが、緊急の課題なのです。

まずは、汚染食品の知識を十分に持ち、摂取を止める事から始める必要があります。遺伝子に大きな影響を与えるストロンチウム90においては、政府は全くの野放しで、危険な食品が街に氾濫している状態になっています。ストロンチウム90を少しでも体内に取り込むと、前述のセシウムと同様に、栄養素であるカルシウムと間違えられて体内に蓄えられてしまうので、悲劇的な結果を生みます。カルシウムを摂取してストロンチウム90を排出する事をお薦めします。排出につきましては、後述します。

今後、自然放射線と自分の潜在意識を活用した、さまざまな医療が普及していく事でしょう。

今の医療は大きな問題を抱えています。東洋医学は自然放射線を使った本来の医学ですが、現代医学は、病気の根本的原因を全く理解せずに、治療どころか体を切り刻み、薬でごまかす事が平然と行われています。このような事で病気を治す事は不可能です。自分の免疫力を高め、自然治癒力で治す人間本来の治療法で病気を治してください。

「薬を飲むから病気になるのだ。病院に行くから死ぬのだ」とは、有名な免疫学の先生の言葉です。その通りではないでしょうか。

自然放射線はどのようにして人体に伝わるのか

私は地球内部で核融合が起きており、その際に放射性元素ができると捉えていますが、地中から出た自然放射線はどのようにして人体に伝わるのか、それを考えてみましょう。

地球の核融合で生まれた放射性物質は、温泉に含まれて地上に出てきます。その温泉の結晶物が、北投石やモンゴルのラジウム石となり、それらをレアアースと呼んでいます。もう1つ、マントルが固まって直接石になったのが流紋岩であり、花崗岩です。これらの石にはウランやルビジウムなどの放射性希少金属が含まれており、自然の核分裂で自然放射線を出しています。このようにラジウム石には大きく分けて、火成岩系と温泉の結晶系の2種類があるのです。

それぞれ、放射線の持っている情報には特徴があります。火成岩系は割と単機能。温泉の結晶物は幅広い機能を持っている場合が多いです。しかしどの石にしても、結局は使い方次第です。石から出る自然放射線に変調されている生命信号は、いくらでも人間が変化させる事、いわゆるチューニングができるのです。よく生命の原理を学んで、使いこなす必要があります。

しかし、ラジウム石は常に身近にはありません。それをどうやって体に伝えればよいのでしょうか。

その答えは、私たちの身近なところにあります。ラジウム石は、風化により粉となって土になります。そして土中にいる微生物は、この自然放射線を吸収して生きています。微生物は、酵素という放射線を媒介する物質を作り出しているのです。つまり、植物は土中にある酵素を根から水と共に吸い上げて葉に送り、そこで太陽光線と空気から光合成という常温核融合を行っています。いわば、植物は核融合の原子炉なのです。核融合で出来上がったのが放射性カリウムです。このカリウムの出す自然放射線に、地球のラジウム石からくる全ての生命情報が詰まっているのです。

人間は野菜を食べる事によって、自然放射線の恩恵を受ける事ができます。カリウムからできた物質がビタミンですが、そこから出る自然放射線に載った信号により、AからEまで機能が分類されています。ですから、天然ビタミンはラジウム石と同じ効果をもたらすのです。しかし、人工ビタミンは石油から作った物なので、同位体と言い構造は同じですが、作用は全く別のものです。そのため、天然ビタミンCでガンが治る場合もあれば、人工ビタミンCでガンになる場合もあるのです。

植物の持つ自然放射線は強いものでも０．１５マイクロシーベルト／時から０．２０マイクロシーベルト／時ほどです。果たして、このように弱い線量で効果があるのでしょうか。実はそれが大いに影響するのです。

人間の体は、この放射性カリウムで動いています。筋肉を動かしているのはカリウムから出る自然放射線です。そのため体はこのカリウムを吸収、蓄積させる機能を持っています。

放射線というものは物質から放射状に出ているもので、物質からの距離が小さくなるほど強くなるのです。ですからカリウムと隣接した細胞は、このカリウムから出る放射線を強力に受ける事になるのです。接触している場合は、どんなに弱い物質でも何ミリシーベルトという強力な強さになります。それで人間は体の健康を維持しているのです。あくまでも自然放射線での世界ですが。

これが、自然放射線がいつも健康を維持してくれている仕組みです。毎日食べる食事は健康維持のために必要だ、という事もおわかりですね。それは自然放射線の吸収のためで、栄養の補給のためだけではありません。栄養については、食べなくても腸内細菌が正常に働いていれば、水と空気から必要な養分を作る事ができます。今流行っている「不食」の考え方です。食べ物は食べなくても栄養は作れるのですが、自然放射線だけは必ず必要となるのです。

また、畑の作物に必要なのは肥料ではありません。必要なのは酵素であり、それを作り出すバクテリアです。肥料はバクテリアの餌にすぎません。自然放射線豊かな土壌でバクテリアを育てる事が、作物をよく育てる秘訣となるでしょう。肥えた土、肥えていない土は、土から出る自然放射線によって決まります。だからラジウム石の粉末を土壌にまくと、バクテリアがよく育ち、肥えた土壌ができます。それは、長い間そのまま使えます。うまく使えば収穫量が1．5倍くらいまで増やせます。ぜひ試してみてください。陶芸用の天草陶石の粉が良いようです。

なぜガンになるのか

なぜガンになるのでしょうか。これは最も重要なテーマです。

かつて、これを明快に解いた人はいないでしょう。そのために、ガン治療は間違った方向に進んでしまいました。手術をしても、その後、またガンになるような抗癌剤治療などをするものだから、再発して手に負えなくなるのです。なぜガンになるかの理論が全く解明されない状態のままに、医療が進んでしまったのです。

これから私は、明快にそれを説明します。よく考えながら読んでください。

ガン細胞は、低体温の人にできやすいとも言われています。確かにその通りです。女性に多い「冷え症」も原因になる場合があります。

ガン細胞はたんぱく質に特徴があります。たんぱく質は、炭素に水素や酸素が結合してできた有機物質（生命体が作り出した物質）です。その炭素が重要なのです。
炭素は、炭素原子が6個結合した構造になっています。その6個の炭素原子が環状に結合した環状構造（ベンゼン環）と、一列に帯状に繋がった鎖状構造があります。この炭素構造がガンを知るのに最も重要なのです。

今の自然界の植物からできたたんぱく質の炭素構造は、鎖状です。燃料でいえばアルコールがそうです。一方、人工の石油から作った物質は、ほとんどが環状構造の炭素になっています。石油自体が恐竜の化石だからです。恐竜時代は、この環状構造の炭素が生命体のたんぱく質の細胞を維持していました。

その点、今の人類の細胞は、自然界の鎖状構造の炭素からできたたんぱく質でできています。このたんぱく質に環状構造の炭素が入った物が、いわゆるガン細胞と呼ばれています。ガン細胞は細胞を構成する炭素が、本来の鎖状から、何かの原因で環状になってしまった物です。恐竜時代はこれが逆だったのですが、管理する自然放射線が変化したためにそうなったのです。

したがって、ガン細胞ができるのには2通りの原因が考えられます。

1つは食べ物として、環状炭素構造の物質が体内に入ってくる場合。この環状炭素構造を持った物質を「発ガン性物質」と私は呼んでいます。石油がその元なので、石油からできた製品を口に入れると環状炭素構造が細胞に取り入れられてガン細胞を作ります。1つできれば後は細胞分裂でどんどん増殖するのです。

もう1つが、今最も多い原因になっている、人工放射線による被曝です。放射線は炭素構造に大きく関与しています。環状と鎖状を決めているのは放射線なのです。自然放射線と人工放射線の持つ性質は、「切断」と「結合」です。

自然放射線は、環状炭素構造を切断して鎖状構造にします。

人工放射線には切断作用もあるのですが、結合作用も持っています。いわゆる「カップリング」と言って、鎖状の炭素を環状に結合させて、農薬などの化学製品を作る事ができます。だから人体に当たると、鎖状の正常細胞の炭素構造を環状に変えてしまいます。これがガン細胞になります。人工放射線を浴びると、必ずこの作用が起こります。だから被曝するとガンになるのです。しかし実際には体の中で起こっている事でも、それが症状として現れるのには時間がかかります。5年、10年あとで病状が出てきて大騒ぎになります。1ベクレルでも汚染食品を食べた人は、前章で説明したように細胞に与えるダメージが大きいのです。セシウムはカリウム、ストロンチウムはカルシウムと似た構造です。だから必須ミネラルのカリウムとカルシウムを間違えて、放射性物質は必ず体内に入ると吸収、蓄積されてしまうのでガン発生のリスクがあるのです。

福島第一原発事故により膨大な放射能汚染食品が市場に出回っています。それを食べるだけで、5年、10年先にガン細胞が増殖して、あらゆる部分にガンが発生します。原因物質が体内にある限り、病院に行っていくら切っても次々とガンは発生してくるのです。病院での治療はもはや不可能と言えましょう。自分で考えてガン対策を行うしかありません。

なぜ食品に放射性物質が入るのか。この理由は簡単です。植物はカリウム、動物はカルシウムを蓄えようとします。そこへそれらと紛らわしいセシウムやストロンチウムが来れば、人間と同じくそれを吸収蓄積します。人工の放射性物質は自然の放射性物質を強制的に核分裂させたために、出来てくる放射性物質も自然の物と似ています。これが生命を脅かす最大の問題です。生命の必須物質と似ているのです。

被曝すれば、必ずと言っていいほどガン細胞ができます。しかしそれが、自然界の放射線によって自然と治る場合もあるのです。それが自然治癒力です。しかし、今の強烈な放射能汚染では、そのような効果はあまり期待できないでしょう。

実は、被曝には健康保険がききません。契約書にははっきりと「放射能が原因の場合は除く」と書いてあります。被曝は人災なので、その加害者が賠償責任を負うため保険は支払われないのです。健康保険でも被曝は交通事故と同じで、加害者がいるので使えません。そのために、病院での医師の診断に「被曝」という病気は無いのです。だから、対策も無ければ治療もありません。あるのは被曝から出てくるいろいろな病の名前です。被曝でガンになっても、今まで通りのガンと同じ扱いになるのです。これでは助かるわけはありません。

放射能によるガンには、いろいろな種類があります。甲状線ガンから悪性リンパ腫、白血病、乳ガン、子宮ガン、大腸ガンから胃ガン、すい臓ガン、肝臓ガン、肺ガン、舌ガン、これらが今多いガンです。現在、世の中にこれらのガンが蔓延しているのです。病院に行っていくら手術して切り取ってもキリがありません。早く他の方法に気が付かないと死んでしまいます。

しかも、ガン診療を行っている病院はどこも大混雑。余命1ヶ月と言われても手術までは2ヶ月以上待ち。これが今では当たり前。だから自分で治すしかありません。ガンは自分で治せますし、自分で治すのがベストなのです。

ガンを防ぐ

ガンになってしまったら、その治療を始める前にやらなければならない事があります。ガンの原因となったものを突き止める事です。それを排除しない限り、いくら治しても次々と再発して、治療の意味がありません。まずはこれに取り組んでください。

先に書いたように、ガンになった主な原因は2通りあります。

①発ガン物質を体内に取り込んでしまった
②人工放射線によってガン細胞ができてしまった

①の対策については、体内に取り込んでしまったものは自然放射線で分解できるので、自然放射線を含む食品やラジウム石で対処できます。

石油製品に含まれている環状炭素構造になった発ガン物質は、自然放射線によって分解すればいいのです。野菜などに使われた農薬がそれにあたります。まず、調理する段階で排除します。野菜に付いた農薬を分解するには、水を入れたボウルの中にラジウム石を入れて洗います。これによって水が放射線を伝搬し、野菜に付いた発ガン物質を一瞬にして無害な鎖状に分解してくれます。１秒もかかりません。

これには姫川薬石（新潟県糸魚川の海岸で拾える）を使うか、その他のラジウム石を探してみましょう。それらを入れた瞬間に水がトロッとした状態になり、その変化がわかります。この水に野菜を浸けるだけで、農薬などの発ガン物質は一瞬にして分解されます。特に生で食べる野菜や、果物などには不可欠です。

また、液状である味噌汁やカレーなどの調理には、鍋に直接ラジウム石（姫川薬石が最適）を入れます。けれども、市販されていても成分分析がされていないラジウム石には、有害物質が含まれている可能性がありますので食用には使用しないでください。

セラミック加工品については、発する放射線に人工放射線が含まれていないかが重要です。人工の「劣化ウラン」を使ったものもあるかもしれませんので注意しましょう。もちろん、このような製品は法律により禁止されています。以前、劣化ウランガラスなどという危険な物が流通していましたが、これは違法製品です。法律により、人工放射性物質は流通が禁止されています。

しかし、自然界の放射性鉱石はいくら強くても害は無く、規制の対象外になっていますので安心して使用できます。

自然放射線と人工放射線の区別はとても重要です。詳しくは私の著書「自然放射線ＶＳ人工放射線」を参考にしてください。

もう１つ、口に入れる前に食品に自然放射線を当てる方法があります。ラジウム鉱石をいつも持ち歩き、食べる前に食品に当てる方法です。これなら簡単ですし、どんな食品にも応用できます。缶ジュースなども缶の外から当てるだけで、放射線が缶を透過して効果があります。これにより、環状炭素構造を持った添加物は一瞬にして変化します。ただし、天然の鎖状炭素構造の物質は何ら変化しません。わかりやすく言えば、有害な人工甘味料（石油製品の場合）は甘くなくなり、天然甘味料はそのままという事です。食品の味が激しく変化して、刺激が無いまろやかな味になります。

ただし、化学調味料だけを使用しているダシは、まずく感じるようになる事もあります。体に悪いものはすべて分解、体にいいものはそのままという自然放射線の科学的効果は、「生命を守るため」にあるのです。地球が、生命体に与えてくれる恵みなのです。

そして、今最も多いのは②の人工放射線による人体への影響です。
①と②が組合わさったケースとして、福島第一原発事故により拡散した人工放射性物質を含んだ食品を食べてしまい、体内に人工放射性物質が蓄積している方も多いようです。
放射線は本来生命を支えるためのもの。これを人工的に作ってしまったのですからたまりません。まさに「神の手を切る」とはこの事です。その人工核分裂によって出てきた放射性物質は、これまた生命の必須ミネラルと同じようなものとなり、いつまでも生命を脅かします。厄介なものに人類は手を出してしまったのです。ただし本書はそれを批判するのではなく、私たちがどうやって対策を打ち、乗り越えられるか、それに集約して話を進めてまいります。

原発事故から拡散した人工放射線によって、畑の野菜や乳製品、海水、魚まで広く汚染されてしまいました。国が安全基準としている100ベクレルという数字は、実はまったく安全ではありません。非常時の出荷基準で100ベクレル以上の物は出荷してはいけないという事ですが、ドイツでは10ベクレルが出荷基準です。子供用は5ベクレル。これを日本で適用すれば、関東、東北での製品はほとんどNG。特に水道水から汚染されていますので、逃げようがありません。

このような状況から世界の数か国では、日本の関東、東北で生産された食料品は輸入禁止となり、少し前にも、台湾で日本の牛丼チェーンが千葉県産の醤油を使っている事が判明して、営業停止になった話は大きなニュースになりました。このように、他の国々では食べてはいけない汚染食品が野放しの日本においては、そうした食品が流通し、全国レベルでの被曝という状況になっているのです。

しかしこの状況は、政府の手に負えるものではありません。販売を禁止し補償ともなれば、国家予算を上回り国家破たんとなります。そのために、そこには一切触れようとしませんし、タブー視されてきたのです。その結果、ガンが蔓延してしまう事になってしまいました。

その事を非難しても、ガンは無くなりません。国民一人一人が被曝の可能性の認識を持って、その対策を個人個人で行わなければなりません。それ以外に方法は無いのです。政府に頼れるものではありません。もはや、助かる方法は自分で治す事しかないのです。

被曝の認識ができない人は、対策をとれないでしょう。本書から、人工放射線を浴びるとどうなるかを理解してください。

「放射能は有害なので全て取り除く」これは全くのでたらめです。私たち生命は自然放射線に生かされているのです。それを取り除くという事は、殺人行為に等しいのです。放射能を無くしたら、瞬時にして生命活動は停止してしまいます。人工放射線とは違います。

セシウムは、カリウムに化けて植物に入ります。ストロンチウムはカルシウムに化けて、牛乳や魚や肉に入ります。汚染された食品は食べない事です。

放射線による体への影響を、決して「風評」としてしまわないでください。人工放射線でガンになる事は、本書の通り当たり前の事実なのです。

チェルノブイリ事故の後、ガンで亡くなった方は200万人とも言われています。事故現場に近かったウクライナでは、それによって国がつぶれる可能性まであります。

しかし、この時期にガンで亡くなった方たちは、誰一人として被曝によるものと認定されなかったのです。そのため、政府は何もしませんでした。なぜ認定されなかったのか。それは、事故以外にも発ガン物質の摂取などの可能性があり、ガンの原因が放射能であるという証明ができなかったためでした。裁判において「疑わしきは罰せず」の原理で、放射能が原因という判決は出ませんでした。そして、政府はそれを織り込み済みでした。いくら放射能でガンになったと訴訟を起こしても、裁判では認められないと。

やはり、自分で対策するしかないのです。

「汚染物質を口に入れたら、ガンになるリスクがある」これを肝に命じる事です。

ガンの治療法

ガンは異常たんぱく質を含んだ細胞によってできたものです。感染症などのようにウィルスに冒されたのではなく、自分で作った細胞のためにガンになっています。だから、本来なら増殖さえ抑えられれば簡単に治す事ができ、命に影響する病ではないのです。現状では、ガンで亡くなる方は、病院に行って手術を受け、抗がん剤治療をする事で免疫力を失い、亡くなっているのです。器官のすべてがガン細胞に冒されても、自然放射線で修復すれば、正常な働きを取り戻す事ができるのです。胃ガンで胃のすべてがガン細胞になっても、それを修復すればちゃんと胃液も分泌し、胃の機能を戻す事ができます。人間が持つ自然治癒力には、驚異の現象がまだまだたくさん隠されているのです。私自身も、この事を知らされたときは驚きました。

自然放射線による自然治癒力(免疫力)とはすごいものです。胃の全てがガン細胞になってしまった場合、ガン細胞を破壊すると胃の機能も失われてしまいます。そんな時はそのガン細胞を破壊でなく修復するしかありません。しかし、今の医学ではこうした当たり前のような事が、全く理解されていません。

知人から聞いた、病院の検査では胃の末期ガンと診断。しかし本人としては、何の異状も無く、食欲旺盛、健康です。医師は首をかしげるだけです。私も実際に、その方と鍋を食べましたが、ものすごい食欲。あとで、「私はガンなんですよ」とおっしゃっていたのですが、ありえないように思えました。これで、末期の胃ガン患者かと驚きました。もちろん本人はガンを放っておいたのではなく、医師の治療は断ってラジウム石の水を飲んで自己治療をしていましたので、その効果です。病院で検査だけはしてもらっていました。もちろん、医師は胃の全摘出をしないと駄目だと言ったそうです。

ガンの治療は、自然放射線で自然治癒力を上げるのがもっとも効果的です。自然放射線によってガン細胞を修復し、テロメアを変化させて免疫力を上げる。これによってガンを根本から治す事ができます。

ガンの治療には、現在3通りの方法があります。1つ目が、病院に行って手術を受けて抗がん剤治療を行う。2つ目は、自然療法などの代替医療。最後が、自分で行う自己治療です。アメリカでは現代医療の行き詰まり（ガンを根本から治せない）から、病院以外の治療法を選択するガン患者が3分の2を超えてきたと言います。日本はいまだ病院信仰が強く、ガンになったたくさんの人が病院に駆けつけています。ガンの検診まではいいのですが、あとはその原因すらつかめないのに、とにかく切り取ればいいという考え方が主流です。しかし、人工放射能が原因の場合は、いくら手術してもすぐに再発する可能性が大きいのです。以前までの発ガン物質によるガンとは全く違います。

最近は、福島第一原発事故による食品の汚染が原因で、体内に人工放射性物質を取り込んでしまった事によってガンになる方が急増してきました。ガンに対応する病院は患者で溢れ、もはや病院に行っても手術すらできない状態です。

先述のように病院以外の治療法は2つ。代替医療か自己治療です。

代替医療には、整体や気功で治す方法があります。最近は整体師が自然療法に詳しく、いろいろと相談に乗ってくれる場合が多いです。中には被曝治療専門の方もおられて、指導をしてくれます。整体、気功共にまだ解明されてはいませんが、「人の手から自然放射線を出す」という方法がとられているように思います。

私の知っている気功の先生は、片手にラジウム石を持ち、反対の手から気功を送る方法をとられています。非科学的のように思えますが、そうではありません。人間は手のひらから自然放射線を出して治療する事ができるのです。その証拠に、古来から治療の事を「手当て」と言うではないですか。手を当てる事で病気を治す事もできます。それが整体であり、気功なのです。科学的根拠のある治療法なのです。

代替医療についてはそれぞれの専門家にお任せするとして、本書では自己治療に集約して説明していきます。

フランスでは、ミネラルウォーターである鉱泉水を使ったテルマリズムという療法があります。健康保険が効く、正式な治療法です。詳しくはあとで説明します。

一方、オーストリアには、ウラン鉱山の跡地を使った、洞窟治療もあります。自然放射線豊かなウラン鉱山の中でただ寝ているだけなのですが、これでガンが治るのです。中は気温、湿度共に高いので、これをサウナ効果だと言う人がいますが、そうではありません。洞窟内部はラドンガスが満ちており、放射線量はものすごい値です。この、自然のラドンガスを吸い込むことでガンの治療ができるのです。最も理想的な治療法ですが、オーストリアでは健康保険がきかない日本人にはお金がかかり過ぎます。オーストリアでは、この治療に健康保険がきき、正式な医療として認められているのです。日本とは大違いですね。

似たような施設が、日本でも三重県や兵庫県などにできてきました。三重県の湯の山温泉の施設には2度ばかり行った事がありますが、40分間のラドン浴が基本となっています。天然のラジウム温泉水が流れる場所にベッドがあり、寝ながらそこから発生するラドンを吸入します。その後、ラジウム温泉につかります。大変効果的なものですので、近くの方には特にお薦めします。

このように、ガンは自分で治すのが最も効果的な方法です。ガンを治すには自然治癒力を使います。自然治癒力を紐解けば「自然界の放射線で自ら治す力」です。自然放射線はもちろん必要ですが、最も大切なのは「自ら治す力」です。他人が治すのではありません。人に言われた通りにすればよいのでもありません。自ら理解し、考えて、これぞと思った方法で自然放射線を使うのです。

自分で行う方法は、①食物による治療、②サプリメント（漢方薬）による治療、③温泉による治療、④水による治療、⑤ラジウム石による治療という5つの方法があります。それぞれ特色がありますので、紹介していきます。

①食物による治療

現在最も一般的に行われている方法です。野菜に含まれるビタミンなどの自然放射性物質を食べる事により、本来の形のガン治療ができます。植物自体が放射性カリウムからできていて、野菜でだいたい0．15から0．20マイクロシーベルト／時の自然放射線が出ています。ビタミンがその代表的な放射性成分です。それを含んだ野菜を摂って、人間本来の形で免疫力を上げるのです。

以前、チェルノブイリの原発事故でガンになった人が、トマトジュースを飲む療法でガンを克服した事がニュースになっていました。もともと人間は、野菜の自然放射線でガンを治していたのです。しかし今回は原発事故で余計な人工放射線がまき散らされて、野菜本来の自然放射線ではとても対応できなくなっているのも事実です。ましてや野菜自体が汚染されて、食べると人工放射性物質が体内に入り、被曝してガンになる事もあり、あまりお薦めできない方法かもしれません。どのような野菜がいいのかは専門家が本を出していますので、そちらをご参考になさってください。

もう1つ、食物から自然放射線を取り込むのに、発酵食品があります。発酵食品は、発酵によりできた酵素を媒介して、体に放射線を伝えます。大変効率が良いものなのですが、酵素は、放射線の自然と人工の区別がつかずに、人工放射線の汚染があっても、悪い情報までも体に伝えてしまいます。ガンを治すはずが、かえってガンになる場合があるのです。大変大きなリスクが伴う方法なので、注意が必要です。

放射能に汚染されていない発酵食品でも、摂取する人の体内に人工放射線物質が存在していれば、それを伝達して大腸ガンなどを発症させます。最近、そのケースが多くなりました。本来なら自然放射線を体に伝える腸内細菌が、人工放射線を伝える菌に変化してガンを発生させてしまいます。大腸ガンの原因が発酵食品である場合も多いのでご注意を。もちろん、人工放射線が無い世界では理想的な自然放射線の取り入れ方法だったのですが、今は違うのです。

②サプリメント（漢方薬）による治療

サプリメントによる治療は、手軽にできるのがメリットです。主に天然のビタミン剤を飲みます。人工は駄目です。かえってガンになります。人工のビタミンCでガンになり、天然のビタミンCでガンを治す、なんていう事もあります。天然のビタミンCにはかなり効果があります。

また、被曝による人工放射性物質の排出には、以下のサプリメントが有効な場合もあります。セシウムの排出にはタウリン。ストロンチウム90の排出にはカルシウム、またはストロンチウム87。

日本のサプリメントは放射能汚染されている可能性があるので、通販でアメリカの物を購入するといいでしょう。このサプリメントを飲むときに天然のビタミンCも一緒に摂取すると、効果が増すようです。

昔からガン治療に使われてきた漢方薬に虎石がありますが、これは流紋岩の姫川薬石を粉末にしたものです。漢方薬の虎石は特に消化器系のガンに効果が期待できますが、漢方薬として販売されているものは非常に高価です（新潟県糸魚川の海岸にいくらでも転がっています）。

しかし、粉末を飲むよりラジウム石を入れた水を飲む方が安上がりで効果があります。1回入手してしまえばそれ以上費用ももかかりませんのでお薦めです。ラジウム石は、ほとんどが漢方薬にも指定されていますが、漢方では粉にして飲むのでなくなってしまいます。後述するラジウム石を入れた水を飲む方法で対処する事をお薦めします。

③温泉による治療

戦後、原爆による被曝で白血病に苦しむ人たちのために、厚生省は全国のラジウム温泉に被爆者治療センターを作りました。ラジウム温泉によるガン治療です。今の温泉病院の元になりました。ラジウム温泉は、たくさんの被爆者を救いました。そのうち最後の治療センターが別府温泉にあり（別府原爆センター）、2011年、震災の年に幕を閉じたのです。被爆者が高齢となり、もう来なくなったからです。たくさんの白血病治療の臨床データは生かされる事もなく、今もそのまま九州大学の医学部に眠っております。現代の医療と合わないためです。

天然ラジウム温泉については、今も意外に首都圏近郊でも見ることができます。温泉病院で知られるように、温泉の効果はその成分ではなく、温泉の含む自然放射線がもたらすもので、それに大きな効能があるのです。ラジウム温泉（ラドン温泉）には、厚生労働省が基準を設けております。

温鉱泉1キログラム中にラドンを5．5マッヘ以上含む温泉は放射能泉と呼ばれ、治療効果が認められています。

5マッヘ以上で効能があると考えられていますが、なるべくラドンの量が多いほうがガンに効果があります。

よく言われる秋田県の玉川温泉はラドン温泉としてマッヘでいうと弱いもので、わざわざ行くほどの温泉ではないと思います。口コミだけが先走りしています。

台湾の台北近郊にある有名なラジウム温泉、北投温泉では、源泉が湧く地熱谷の光景は想像を絶するものです。通常、源泉が湧いている所は硫化水素ガスの影響で、草木も生えない河原のようになるのですが、そこはなんとジャングル。それも、90度の源泉に植物が枝を突っ込んでいるのです。温泉卵ができるほどの熱湯でも毒ガスでも、植物は枯れません。逆に生き生きとしています。これが、自然放射線がもたらす驚異の免疫力です。人間が入っても、やけどもしなければ硫化水素ガスで死ぬこともありません。嘘だと思ったらご自分の目で確かめてください。北投温泉は世界的に有名で、世界中から入浴客が訪れます。水着で入る公衆浴場の大露天風呂では、西洋人の姿も多く見られます。地元の90歳くらいの老人も若者のように元気で、不老長寿の温泉としても知られています。ぜひ一度行ってみてください。日本の高級温泉に行くよりも安く行けるので、私も月に1度は行くほどです。ホテルはツインルームの朝食付きで1人4000円くらい。しかも部屋にはかけ流し天然温泉付きです。朝から晩まで温泉三昧ができます。しかし、強いラジウム温泉は先述の水着で入る大露天風呂です。1回に200人くらいが入るので、入れ替え制で行列ができます。

これを日本で体験できるのが、北投石を入れたお風呂です。最近ブームになり、日本各地で「北投石のお風呂」として宣伝をしています。お風呂に使う北投石原石は今では入手が難しく、高値になっています。

日本で被曝治療にいいと言われているラジウム温泉は、主なものとして新潟県の村杉温泉（特に白血病にいいと言われます）、福島県の母畑温泉、山梨県の増富温泉、岐阜県のローソク温泉、岐阜県の下呂温泉、愛知県の猿投温泉、兵庫県の有馬温泉、鳥取県の三朝温泉、大分県の別府温泉などが有名です。他にもたくさんあるので、探してみてください。なるべく温泉表示のラドン量が5マッヘ以上の温泉に行きましょう。また、別府温泉には今でも「特効・原爆症」と書いてあるラジウム温泉があります。原爆の被曝治療に貢献した温泉が今も残っているのです。ここもいいでしょう。

温泉に行けない人は、次に紹介するラジウム石による入浴がお薦めです。

④鉱泉水による治療　フランスのテルマリズムセンター

テルマリズムとは温泉水治療の事です。フランスでは古くからこの温泉水治療が行われており、テルマリズムセンターも医療施設と認められているので健康保険がききます。日本でいえば温泉湯治と同じ考えですが（テルマリズムでは本物のミネラルウォーターを使う）、フランスでは医療保険の対象になるのです。

１年間で３週間以内であれば、テルマリズムセンターでの治療費と交通費が、健康保険の適用となります。ただし宿泊費は個人負担になります。患者は施設近くの宿に泊まり、施設に通います。治療法は日本の温泉同様に飲用と入浴（常温ですのでプールで）、そして水を浴びながらのマッサージです。

フランスではミネラルウォーターにも、その水の効能が書かれています。ところが日本に輸入すると、薬事法がありそれが明記できません。おかしいですね。

日本の医師や製薬会社を保護するために、このようなおかしな事が生じているのです。

英国王室でも、医療はほとんどこのテルマリズムセンターで行っているという話もあります。現代医療にはほとんどかかっていないとの事なのです。フランスでは、国が認めたテルマリズムセンターが１００ヶ所以上もあります。フランス人にとっては常識なのに、日本人では知る人がほとんどいません。温泉療法とは全く違ったミネラル水治療といえるものです。

私は30年以上前からこの治療を研究しており、東京の銀座にフランスのミネラルウォーター会社、ヴィッテルが日本に初めてテルマリズムセンターを作ったことを契機に（今はもうありません）、日本独自のテルマリズムセンターを造ろうと、富士の湧水が出る里に「富士山のミネラルウォーターランド」として西富士オートキャンプ場を開設しました。場内には、１００年以上前に降った雨や雪解け水がこんこんと湧き出す泉があって、これを飲用や浴用に使用しています。ここの湧水は特に腎臓機能に効果があり、飲用すると利尿作用が高まります。

富士の湧水は、今は富士山のバナジウム水として人気がありますが、以前ミネラルウォーターの販売をしようとして保健所を訪ねた時、職員からは「バナジウム水で病気が治ると言うのは止めてくださいね。あのような微量では医学的効果が無い事が認められていますので」と注意されました。もちろんバナジウム水として売る気など毛頭無かったのですが、当地の水だとパッキングに費用がかかるので、ミネラルウォーターの老舗前川工業の製品で、朝霧高原にある深井戸の水がパッキングされたミネラルウォーターの通販を始めたのです。当時はミネラルウォーターをネットで販売しているところはほとんど無く、「ミネラルウォーターランド」のホームページ（今はもうありません）を立ち上げて通販を始めました。注文はほとんど無く、なぜかアフリカからのメールが入りました。英文を訳してみると、「我が国は飲料水に困っており、ぜひ御社の技術で助けていただきたい」とのことで、どうやら水を作る装置の会社と勘違いされたようです。

これが今から20年ほど前の出来事です。そのとき以来、私は水の研究に没頭しました。そして水が持つ重大な作用に気が付きました。水で病気が治る事がありますし、逆に病気になることもあります。今の放射線に関する考え方と同じです。水の効能は含まれている成分ではなく、水そのものの性質に関係があるとわかったのです。粒子が細かい水ということで、「クラスター水」と名付けました。私が最初に使った言葉です。水はＨ２Ｏの分子がいくつも連結して成り立っています。この水の分子の数が少ないほど水の粒子は細かくなります。この細かくなった状態の水をクラスター水と呼びました。

では何がこのクラスター状態にするのか。ここが重要なポイントです。ここから先は、私のオリジナルの発見です。

いろいろな水を調べているうちに、名水と言われる温泉水にはメタケイ酸が多く含まれている事を発見したのです。メタケイ酸はＨ２ＳＩＯ３。すなわちＨ２ＯプラスＳＩＯ２（ケイ酸）で成り立っています。このケイ素が曲者で、ケイ素から発せられる微弱な放射線が水の微粒子化を行っていたのです。

この微粒子化された水は、波動（自然放射線）を持ちさまざまな情報が載っています。これにより水で病気が治るということに気が付きました。このメタケイ酸の量が多いほど良い水と言えるでしょう。ちなみに温泉法では、メタケイ酸の含有が1リットル中に50ｍグラム以上あれば、温泉と認められます。これは、温泉療法で重要な目安となります。メタケイ酸が多い温泉に入って肌をこすると、水の粒子が細かいためにヌルヌルします。これを「湯触りが良い」と言うのです。これを覚えておけばあなたも温泉評論家になれます。

この、情報を持った水を目で確認した方がおられます。「水からの伝言」で有名な江本勝先生です。先生は、水を凍らせて、その結晶から情報の状態が見られる事を発見されました。これこそ放射線の可視化に値する大発見です。先生は、人間が水に感謝の気持ちを伝えると、その結晶が美しくなる事を写真で明らかにされました。これはなぜか。ここが重要です。

先ほど説明したように、水は粒子の微振動から発せられる放射線を持っています。だから情報を伝える事ができます。つまり、その放射線情報を、人間の言葉で変える事ができるという証明なのです。

水の持つ放射線は自然界の生命情報を受け取り、人はそれによって遺伝子を変化させて病気を治していたのです。生命維持の基本的な考えです。

人間の細胞は細胞膜に覆われております。この細胞膜は水しか中に通しません。その他の物質はシャットアウト。細胞内の細胞核の遺伝子に到達できるのは水だけです。水はそれほど重要なのです。水が、水の持つ放射線に生命信号を載せて遺伝子に伝えているのです。その過程で、人間の潜在意識がその信号をコントロールする事ができるのです。
水は、自然療法である自然放射線伝達の立役者なのです。

かつてUFOと宇宙人の研究家である矢追純一氏が、テレビでこのような事を言われていました。「難病に苦しむ子供のところに、ある日宇宙人がやってきて石を渡し、これを水に入れて飲みなさいと言った。さっそく試したら一発で難病は治った」と。これこそ、ラジウム水療法ではないですか。宇宙では常識なのですね。

⑤ラジウム石による治療

ラジウム石による治療法は、本書のメインテーマです。ラジウム石は、地球内部からの直接的な生命信号を持った自然放射線を放つもので、一番安全な物と言えましょう。大地の恵みでガンを治すのは合理的ですし、大変効果があります。温泉の結晶からできたモンゴルのラジウム石などは、100マイクロシーベルト／時以上の自然放射線を放っていて、ガン治療にも高い効果があります。

既に、ラジウムのセラミックは医療分野で使用されており、厚生省認可のラドン治療器も高額で販売されています。家庭ではなかなか買えないので、これらの治療器の原理を真似て、家庭で簡単にできる治療法をご紹介します。

強い自然放射線を持つラジウム石は、成分も放射線も自然由来のものなので、その安全性は保証されています。最近は、石の粉末が入った化粧品も大人気となっています。ファンデーションに使うと肌が若返ってつるつるになり、マスカラに使うと目がぱっちりとなります。誰でも簡単に体験できるので、若者に大人気の化粧品です。本来はラドン温泉用に開発されて、現在は医療器具にも使われているラジウムのセラミックが簡単に入手できるので、一番お手軽な方法としてこれを使いましょう。


前著「自然放射線VS人工放射線」では、まだこのようなラジウム石は入手しにくかったので紹介をしていませんが、今はネットで簡単に注文ができるようになりました。

国内で入手できる、ガン治療にも効果が期待できる安価なラジウム石は姫川薬石です。新潟県の糸魚川一帯の海岸で拾えます。私が初めて姫川薬石と出会ったのは今から10年ほど前。たまたま大きな鯉が生息する高浪《たかなみ》池の売店で、直径3センチほどの円形の姫川薬石のブロックを買いました。説明書には、炊飯器に入れるとごはんが美味しくなると書いてありました。実際にやってみると美味しい事、まるで新米のごとしで、友人にも1つ渡しました。大評判だったのでもっと入手したくなり、その説明書に書いてあった会社に行ってみました。するとそこはヒスイの卸問屋で、「うちでは扱ってない。隣の加工所だよ」と言われてヒスイの加工所を訪ねました。職員のIさんといろいろと話をしているうちに、「姫川薬石が病気を治すと言っている医者がいる」ということを聞き、私は姫川薬石から放射線が出ているのではないかと閃いたのです。

ラジウム石の研究のため、私はいつも放射線測定器《ガイガーカウンター》を持っていました。そこで、さっそくそこにあった大きな姫川薬石を測ってみたのです。すると０．３３マイクロシーベルト／時の放射線が出たので、それを撮影。これが、日本で最初に姫川薬石から出る放射線を測定したと思われる瞬間でした。そのときの写真は、今でも糸魚川の駅前の「ヒスイ王国館」のコーヒーハウスに飾ってあります。

そして、これが奇跡の始まりとなりました。姫川薬石を最初に発見したのは、日本における稀元素鉱物研究のパイオニアである長島乙吉先生です。日本中の稀元素鉱物を研究されたお方です。長島乙吉先生が東大で学んでいた頃、鉱物学の教授が学生である長島先生から教えてもらっていたというエピソードがあるようですので、知識は相当のものだったでしょう。彼の教え子のT先生が卒業後糸魚川に行き、工業高校の先生をやりながら地元の大手企業と共同研究で姫川薬石の医療効果の研究をしていました。その研究は誰の目にも触れずに、今はT先生の娘さんが継いでいます。そして、なんとその娘さんが、先ほどのヒスイ加工所のIさんの息子さんのお嫁さんでした。その縁で姫川薬石を加工していたのでした。

どうにかしてT先生の論文を見たいと思っていた矢先、なんと、簡単にそれを見る事ができたのです。奇跡としか言えません。その論文では、彼は放射線の測定器を持っていなかったので簡単な予想値でしたが、最後はその姫川薬石を入れた水で病気が治る事を発見したということでした。論文ではそれをミネラル水と呼び、T先生は最後は薬局でそれを売り出しました。ラジウム石を入れた水を飲めば病気が治る。T先生の教えです。

後の私の研究により、ラジウム石を水に入れると水が放射化し、体に自然放射線を伝えているとわかりました。これが一番の自然放射線の吸収方法です。

お風呂に入れて入浴する方法もあります。ガンは、この水を飲むこととラジウム石のお風呂でほとんど治療できます。具体的な方法は後述します。

姫川薬石は放射線は強くはありませんが、糸魚川の海岸で拾えます。ラジウム石のセラミックボールなど加工品は劣化ウランが混ぜてあるもの（違法商品でガンになる）も横行しているので、信用あるところから購入してください。

ラジウム石によってガンを治す

ラジウム石によるガン治療は、自然放射線を使う治療で最適のものであり、私が最も薦める方法です。ここで詳しく説明いたします。

しかし、いきなりこの項目を読んで治療を始める事はお止めください。治療を始める前に、必ずやらなければならない事があります。原因の排除と原因となった物質の排除です。これを行わないと、いくらガンを治してもすぐに再発します。

また、自己治癒力を使うので、自分の潜在意識のセットアップが必要です。これには、ガン治療の原理をしっかりと理解しなくてはなりません。そのために本書を書いたのですから、まずは前項をお読みください。

使いこなす力を持った上でこの治療法を行えば、ガンは短時間で克服できるのです。

小さなガン細胞であれば、自然放射線をガン細胞に当てるだけで一瞬にして修復する事ができます。心配しないでください。いろいろな条件をクリアしていけば、ガン治療自体はとても簡単なものなのです。

治療期間は末期ガンで2ヶ月ほど。初期のガンでしたら2週間ぐらいの事が多いです。ただし、死んだガン細胞が石灰化してそのまま残り、しこりがあるままの場合もあります。それは心配しないでください。

せっかく姫川薬石で乳ガンを治したにも関わらず、しこりがあるので手術を受けた知人がいます。開いてみたら死んだガン細胞の残骸で石灰化していただけなので、元通りに縫合したそうです。無駄な費用と痛みを伴いました。死んだガン細胞でもしばらくはしこりが残り、それはレントゲンでも区別はつかないのです。ラジウム石を信頼しましょう。

特に女性の乳ガンと子宮ガンは恥ずかしさもあるかもしれませんが、一人で悩まず、まずはラジウム石で治療してみてください。副作用も無いので躊躇は無用です。そんなにお金がかかるものでもありません。病院に行っても手術待ち。それよりも確実なラジウム石治療をする事をお薦めします。

また、このようなガンになるのはストロンチウム被曝をしているからです。治療に取り掛かる前に食べ物を見直してください。女性は牛乳や生クリーム、ヨーグルトなどの乳製品を好んで食べますが、それが原因の場合も多いのです。特に乳ガンや子宮ガンの方は、絶対に食べないでください。

ここでは、３種類の治療法を紹介します。
①姫川薬石による治療法　②海外のラジウム石による治療法　③セラミック加工品による治療法です。

姫川薬石の放射線量は微弱ですが、簡単に手に入り、手軽にできる事が一番の魅力です。一方、モンゴルのラジウム石は大きい放射線量を持ち、医療用にも使われているという実績のあるものです。短期間効果をお望みであれば、これがいいでしょう。けれども北投石は大変高価です。台湾総督府によって天然記念物に指定されて、現在ではもう採掘ができません。だんだんと流通しなくなっていくラジウム石です。しかし、その効果たるものは奇跡の石で、万能です。先天性の病でも、幅広く治せるのが魅力です。なんといっても北投石です。不老長寿の石とも言えましょう。

ラジウム石に載っている自然放射線は、地球が与えた生命信号です。同じ放射性物質を人工で作っても、その信号を載せる事はできません。治療に有効なラジウム石は、絶対に人工では作れない物なのです。

①姫川薬石

姫川薬石は流紋岩の一種で、先述した通り新潟県の糸魚川一帯の海岸でいくらでも拾う事ができます。海岸は整備されてトイレもあり、石の見本も展示してあります。姫川薬石というと、虎模様のあるきれいな石と思いがちですが、模様の無い白い石もあります。これも流紋岩で同じ物であり、効果も変わりません（海岸の石の見本は、この白い流紋岩が展示してあります）。

私が石拾いを薦めるのは、風光明媚な糸魚川の海岸に行き、直接石たちの呼びかけを聞き、自分に合った石を拾ってくるのが大事だからです。本当に海岸で石が呼んでいるのが体験できるでしょう。石は何億年にもわたり、生命体との出会いを待っています。その最初の出会いの生命体に自分がなる事が大事なのです。石の出す放射線は、生命体との出会いで変化する事が確認されています。石には意識があるのです。

姫川薬石は、東大教授の故・長島乙吉先生が発見したラジウム石で、長島先生が命名されました。その医療効果は古くから研究されていて、漢方薬の「虎石」として昔からガン治療に使われていました。長島先生の発見により、戦前は東大病院でのガン治療で、手術のあとの再発防止にこの薬石が使われていました。

しかし戦後、ＧＨＱによってこの研究論文は没収され、アメリカの製薬会社の医療に切り替えられてしまいました。それ以降、姫川薬石でのガン治療については、誰も目を向けなくなってしまったのです。

しかし、姫川薬石によるガン治療は、東大病院でも採用した既成の事実です。副作用の全く無い、最も安全なガン治療なのです。

使い方ですが、漢方薬のように粉にして飲むとなくなってしまうので、お薦めしません。ラジウム石を水に入れると水が放射化し、放射線を体に伝えてくれますので、これを応用します。

1キロから2キロの薬石をお風呂に入れて、通常通りに入浴をします。これだけで、体内の血液が放射能を全身に伝達し、ガン細胞を修復します。実際に、姫川薬石を手に持つだけで、テロメアが長くなったという臨床例があります。

ただ、浴槽の材料によっては放射線によって変色する事がありますので、その場合は容器に入れるなど、少し離すような工夫をしてください。FRP(繊維強化プラスチック)ならいいのですが、ステンレス浴槽の場合は変色する事があります。

同時に、姫川薬石を入れた水を、毎日飲む事も忘れないでください。飲用は浴用よりも効果があります。

風呂にも入れない、水も飲めないという重症の方は、直接、患部に石を当てる方法もあります。その際は後述するモンゴルのラジウム石や北投石のような強い石を使う事をお薦めします。

なお、この治療法は、健康な人が行っても体の免疫力が上がって、ガンや病気にならない体作りにもなります。誰でも日ごろの健康管理、予防医学の観点から行うといいものです。

②海外のラジウム石

国内でのラジウム石については、前述の長島乙吉先生が研究された薬石が複数あり、歴史も長いのですが、今では姫川薬石を除いて流通は少なく、高線量のラジウム石になるほど希少です。一方、海外にはいくつかの良質なラジウム石の産地があります。ここでは、入手しやすい中国の内モンゴル自治区に湧くラジウム温泉の結晶物からできたラジウム石をご紹介します。温泉の結晶石としては自然放射線量も高く、大変効果的です。同じ温泉結晶物の北投石とも作用が似ています。

放射線を放つ物質はラジウムで、強いラドンガスを発生させます。温泉の結晶物は色々な放射性物質を含んでおり、ラジウムの他にもトリウムやイリジウム（レアメタル）などが検出されています。

日本ではほとんど知られてませんが、世界的にはかなり有名な鉱山です（ラドン〈Rn２２２〉は放射線を放つ気体で、ラジウムの核分裂で発生するという説がありますが、実際においてはそれ以外の物質からも発生します。発生原理についてはよくわかっていませんが、実験からは放射線が空気に触れると発生するものと思われます。その半減期は3、８２３５日ですから、その存在時間は短いものです。私は、温泉でのラドンについて、温泉水の中に含まれるラドンが空中に出てくるという考え方は間違っていると思います。温泉水から出る放射線が空気に触れると、ラドンが発生すると考えれば説明がつくのです。ラドンは半減期が短く、核分裂の時間も短いために非常に強い放射線を出します。そのために人体に及ぼす影響は大きいものです。ラドンを発生させる放射線が、自然由来か人工のものなのかが重要になります)。

この石は、原石のままだともろく扱いにくいため、粉末にして焼き固め、セラミックボールに加工した製品が使いやすいです。そのマイナスイオン値が40000であるために、『ラジウム40000』と呼ばれています(マイナスイオンはラドン発生の目安で、ラドンのプラスイオンと比例して発生します)。これは、本来は人工のラドン温泉用に開発されたものです。

このセラミックボールは、直径数ミリほどの玉になっており、直接袋に入れて患部に当てる方法もありますが、水に入れて使うのがお薦めです。

その水を飲用するのと浴用する方法が考えられますが、両方同時に行うのが効果的です。特に飲用は消化器系の疾病に良いでしょう。その他の臓器でもガスが血液を放射化して巡ります。毎日ラジウム石を入れた水を飲み、入浴を繰り返してください。

このモンゴルのラジウムセラミックを入れた水を保健所の飲料水検査に出したところ「飲用可」になりましたので、安心して飲んでください。

こうした取り組みにより、ガン細胞の増殖が抑えられ、ガン細胞は破壊されます。しかし、死滅した細胞はすぐには無くならないので、病院での検診では大きな違いは出ないかもしれません。しかし、本人の自覚症状はいたって好転していきます。

放射線を当てればガン細胞が破壊されることは今や医学界の常識ですし、放射線治療は実際に行われております。ただ、それに使う放射線が問題なのです。現代医療で使われているのは人工放射線であり、大きな副作用が現れています。この放射線を、安全な自然放射線に変えただけなのです。こんな当たり前のことが、まだまだ知られていないのが現状です。ここで私が長々説明する必要もなく、放射線でガンが治ることは、すでに常識なのです。

効果があるかどうかを、試す事もできます。

ラジウム石を手で握ってみます。放射線は体表を突き抜けて体内の細胞に作用します。健康な人では何とも感じられませんが、細胞に異変がある方はそれが反応するので衝撃が来ます。感電したかのような感じです。決して耐えられないような衝撃ではなく、心地よい衝撃です。

この衝撃を感じた方は好転反応があると判断できるので、そのまま使うと効果が期待できます。

実はこのときにガン細胞が一瞬にして破壊されるために激しい痛みも発生しているのですが、

すごいことに、同時に脳から麻酔薬のβエンドルフィンが出て麻酔がかかります。だから電気ショックのような感じなのです。さすが名医のラジウム石ですね。

今までの経験的に、石を手に握った瞬間に何らかの刺激があった方は、その石で治しています。まず自分に効くかどうか握ってみる事をお薦めします。何らかの刺激があった場合は、それで治す事ができる証拠です。握った瞬間、激しい刺激があり石を投げ出した方もおりますが、その方はガンを克服されました。

ガンは、自然放射線によるガン細胞の破壊と免疫力向上で治す事ができるのです。

飲料水を作る場合はガラス製もしくはステンレスか陶器の容器にしてください。ペットボトルだと強い放射線で容器が変質することがあります。湯沸しポットなど中がフッ素樹脂加工などしてある物も変質する場合がありますので注意してください。以前、ポットの中に姫川薬石を入れて使っていたら、石が真っ白になってしまいました。中のフッ素樹脂が溶けて石の周りに付いてしまったのかもしれません。ですから湯沸しポットにラジウム石を入れる事はお薦めできません。お風呂には洗濯ネットに入れて浴槽に入れると良いでしょう。

ラジウム石および加工品の一部は医療機器にも使われており、ガン治療の医療分野での実績があります。そのような治療器を家庭で再現する方法があります。治療器は、ラジウム石を入れた水を蒸発させてラドンガスを発生させます。ですから、ラジウム石を入れた水を沸騰させればこれに近い事ができるのです。

閉め切った部屋でラジウム石を入れた水を沸かして蒸気を出せば、ラドンガスが充満します。それを吸えば効果が出ます。ラドンガスは重い気体なので床の近くがいいです。閉め切った部屋で行うので一酸化炭素中毒に注意が必要です。ガスコンロは使えません。必ず電気コンロを使ってください。

コンロとやかんとラジウム石で、高価な治療器に見劣りしないものができますよ。重症の方にお薦めです。

ラジウム石は、どんな人が使用しても一瞬で対応してくるので心強いです。使う人の潜在意識に連動していかようにでも対応してくれます。石には意識と知能があります。それを結び付けるのが自然放射線です。

だから、石への意識で効果が大きく違ってくるのです。石を自分の体の一部として、大切に使ってください。

③台湾の北投石《ほくとうせき》

台湾の台北市郊外にある陽明山の麓に湧く北投温泉は、世界的に有名なラジウム温泉です。「不老長寿の湯」としても知られており、この温泉の免疫力向上効果はものすごいものがあります。戦前に皇太子時代の昭和天皇がお入りになられた事でも有名です。その温泉は、今でも「瀧の湯」という公共温泉になっています。

この温泉の結晶物が北投石で、天然記念物に指定され採取は禁止されています。そのために原石は入手困難で、加工品が流通している状態です。秋田県の玉川温泉の石も北投石と呼ばれて天然記念物に指定されていますが、こちらは台湾の北投石とは成分も効能も違うものです。

ここでは台湾の北投石の事を説明します。

北投石は、台湾の業者が原石を加工して、製品が作られております。偽物が大変多いので注意が必要です。放射線量だけでなく、必ずマイナスイオン値が高いものを選んでください。偽物は線量ばかりで、マイナスイオン値が低いです。北投石は他の温泉系のラジウム石とは違い、硫酸鉛と硫酸バリウムの固溶体であり、ウランよりも強力な放射線を出すラジウム元素などをごくわずかに含むので放射性鉱物になります。大変珍しく、これが幅広く使えるうえに体に優しい要因なのではないかと思われます。

治療に使える北投石のセラミックに、直径3センチほどの円盤状のプレートがあります。これを使っていろいろな治療器具が作られています。皆さんもアイデア1つで用途が広がるアイテムと言えそうです。これを使ったサポーターや椅子など、着けたり座るだけで健康増進に寄与するとの事です。また、球に加工してあるものをブレスレットやネックレスにして日頃から身に着ければ、健康維持にも使えます。台湾旅行のツアーに行くと、よく北投石のショップに連れて行かれます。私もここでブレスレットを入手しましたが、使ってみてその効果に驚いたほど、素晴らしいものでした。

この3センチほどの円形の北投石セラミックプレートの使い方として、患部に当てる事ができます。薄い板状なので、下着にポケットを付けてその中に入れ、いつも患部に当たるようにしておきます。これが一番簡単な使い方です。

持ち歩きにも便利ですし、食品の添加物分解にも効果があるので、食べる前に食品に当ててもいいでしょう。飲み物にも有効です。ただし、飲食店で使った場合は、よく置き忘れる事があるのでご注意を。

一番ポピュラーな使い方は、やはり飲料水とお風呂です。飲料水は2枚くらいを容器に入れます。お風呂には20～30枚は必要です。浴槽の底に敷いておけばいいでしょう。家庭でもあの「北投石の湯」が楽しめるのです。

私が実際に台湾の北投温泉に行ったとき、貸し切り風呂に入ろうとすると、源泉は70度と高く、熱くて入れませんでした。仕方ないので水を入れたら、水がお湯の上に浮いたようになってしまいました。お湯の方が比重が重かったのです。その境界面は、鏡のように青く光っていました。源泉が高濃度放射能泉のために水の粒子が細かくなり、重水の状態になっていたようです。恐ろしいほどの放射能泉です。これは効きます。

この北投石の製品も、流通は少なくなっていくでしょう。早めに入手する事をお薦めします。手に入らなくなってしまったら、②のモンゴルのラジウム石の方法にしてください。こちらの原石は豊富にあります。

④ラジウム石のメンテナンス

ラジウム石は、意識もあり知能もあって、生き物同然です。そのために、メンテナンスが重要になります。そうしないと、だんだんと効果が薄れて働きが鈍くなってしまいます。

ラジウム石は、太陽光線と関係しています。地球内部のマントルの核融合からできた放射性物質は、長い間地中で眠っています。地上に出て、太陽光線を浴びて活動が始まるのです。そのため、時々は太陽の光に当てないと活動が鈍くなってしまうのです。1ヶ月に1度くらいは太陽に当ててください。この際、使用者自身の心の繋がりを意識してください。石にも意識があるので、感謝の気持ちで石と接する必要があります。

真っ暗闇でもすべてが停止するわけではなく、本来の生命信号が無くなるわけでもありませんが、生命とのかかわり合いという点で、違ってくるのではないかと思います。

とにかく石を大切にする精神。これが最も重要なメンテナンスに繋がると思います。

ブレスレットについて、大切にメンテナンスしている人と、全くほったらかしの人のものでは、放射線量が明らかに30パーセントくらい違いました。まだまだ解明できない事がありそうです。

ラジウム石よもやま話

私は医者ではありません。だから皆さんのガンを治してあげる事はできません。できるのは、皆さんにガンの治し方を紹介する事だけです。

私は科学が好きです。病気も科学的に捉えないと理解できません。これが、既成概念だけで治療を行っている現代医療と大きく違う点です。まず、理論的に分析をしてみる事です。すると意外な事がわかります。私はもともと既成概念があまり無いので、すんなり考えられます。実験をして確かめると、考えた通りの結果が出ます。それで、治療法を考えるのです。

本書のガンの治療はすべて自分で行う事なので、なんの制約も受けません。これが功を奏しました。自然治癒力アップには、自分で行う、自分でできるという意識が重要だったのです。つまり、自分以外の医師が治してくれる、そう思う事が間違いだったのです。ラジウム石も同じです。ラジウム石が治してくれると思ったら大間違いです。助けてくれはしますが、自らが意識を高めないと、治るわけはないのです。

これを伝えるために、2015年から2年間、全国22ヶ所で「ラジウム石健康法茶話会」というセミナーを開きました。参加費は無料。飲み物やお菓子をサービスした事もありました。飲用に使えるラジウム石を全員に差し上げました。これだけで治療ができる分量です。病気を治すのは自分。だから、病気を治すのにもお金のかからない治療法が大事だと思います。お金が無いから病気を治せないなんてあってたまるものかという信条です。

この「ラジウム石健康法茶話会」は、毎回50人から200人くらいのキャパシティの会場を借りて、北は札幌から南は沖縄までの22ヶ所で開催し、延べ2000人の方とお話をさせていただきました。2年間にわたって全国を行脚し、皆さんからの貴重な体験談も山ほど伺いました。そして、どの会場でも奇跡が起こりました。その場で治る方がいらっしゃるのです。ほんの一例になりますが、後述します。ガンだけではありません。目が不自由な方が、4時間のセミナー終了後には目が見えるようになったという報告を受けました。

実は、それには秘密があります。1000マイクロシーベルト／時という強烈な自然放射線を出すモンゴルのラジウム石原石を会場に持ち込んでいたからです。これは、ものすごい鉱石です。その石が私の手元に来たときは、20個の箱の中の1個に入っていたのですが、自分がこの箱の中にいると合図を送ってきたのです。私はそれを一発で探し当てました。梱包を開き対面すると、今度は自分で名前を言いました。自分は「さざれ石」だと。ネットで各地のさざれ石を見たら確かに同じような形状の物がありました。それ以来、名前は「さざれ石」となりました。これこそが奇跡です。手で触れたり（セミナーでは自由に触ってもらっています）石の前に立つだけで、たちどころに病を治してくれます。もちろん、100パーセントとは言いませんが、難病でもお手の物です。この石が各地で、奇跡を起こしたのです。有名な宗教家は、このラジウム石の原石を隠し持って、病気を治していたといえます。これさえあれば、奇跡なんて簡単に起こるのです。

このさざれ石は重たいのですが、車で行けるところには必ず持って行きました。さざれ石は自分が乗る場所も指定してきます。運転席のすぐ後ろです。そこに乗っていると、車の運転をいくら続けても疲れが出ません。眠くもなりません。脳が完全に石とリンクするからです。これが、地球を支配する自然放射線なのです。

この奇跡を紹介する第1弾として、前著「自然放射線VS人工放射線」を出版しました。当たり前の事なのに、今まで誰も気が付いていなかった放射線に関する基本知識の本です。それでも、難しくて理解できなかった人もいらっしゃったかと思います。

しかしこれは重要です。放射線でガンになる事は風評でもなんでもなく、事実です。そして、一般の職場の労働環境として、年間被曝量が1マイクロシーベルト以下、原子力関係の職場では50マイクロシーベルト以下でなければならないと、労働基準法で定められています。

それ以上浴びると、ガンの発生率が急上昇するからです。人工放射線を浴びすぎるとガンにな

◎正誤表◎　P74（後ろから4行目～）

【誤】

しかしこれは重要です。放射線でガンになる事は風評でもなんでもなく、事実です。そして、一般の職場の労働環境として、年間被曝量が1マイクロシーベルト以下、原子力関係の職場では50マイクロシーベルト以下でなければならないと、労働基準法で定められています。

↓

【正】

しかしこれは重要です。放射線でガンになる事は風評でもなんでもなく、事実です。そして、一般の職場の労働環境として、年間被曝量が1ミリシーベルト以下、原子力関係の職場では50ミリシーベルト以下でなければならないと、労働基準法で定められています

る事は、誰も否定できない事実なのです。しかしこれは職場において、外部被曝として一時的に放射線を浴びた場合のみのことです。体内でずっと放射線を浴び続ける内部被曝については、どこにも書いてないのです。内部被曝としては1ベクレルでも体内に入れれば、接触した細胞が浴びる放射線量は桁が違い、年間で何シーベルトという値です。ガンになるのも当たり前です。これほど、食品による被曝は恐ろしいのです。

一方、ガンを治すのに放射線を当てる事も常識となっています。今のガン治療は、放射線を当てて治します。放射線を当てればガン細胞が破壊される事も、周知の事実なのです。

ガンになる放射線とガンを治す放射線が存在している。一見、変ですよね。しかし、この矛盾した事実の上に、今の医療は成り立っています。

これは、医師があまりにも科学知識が無いからなのです。製薬会社の処方だけを受け入れて、病気の原因すら理解できていないのです。

答えは明快です。放射線の何かが違うのです。それが、正反対の効果を生んでいます。

これは、本書で説明した変調という作用で説明ができます。波動である放射線には、必ず信号が載っています。その信号が、生命信号なのか殺人信号なのかの違いです。こんな当たり前の事がほとんど知られていません。このような状態では病気を治せるはずがありません。

人工放射能で汚染された食べ物を摂ればガンになります。それを治すには、ラジウム石から出る自然放射線を当てればいいのです。

しかし、病院のガン治療で使われている放射線は、ガンになる人工放射線です。人工放射線でもガン細胞は破壊できます。しかし、同時に次なるガンの発生も引き起こすのです。それならばなぜ、安全な自然放射線を使わないのか？　その理由は簡単です。医療も商売です。製薬会社が儲らない事はしないのです。人工放射性物質を作って、高く売らないといけないのです。いつまでもなくなることのない石では、商売にならないのです。そして、ガンを転移させ、命を奪っても罰せられません。

今の医療で、安全なガン治療をする事は簡単です。放射線治療器のコバルトなどの人工放射性物質の代わりに、自然放射線を当てればいいだけです。これで、安全かつ完璧にガン治療ができるのです。でも、そうした勇気のある医師はほとんどいません。本当なら、高価な医療機器は必要ないのです。絆創膏でラジウム石を患部に貼り付ければいいだけなのですから。

ガン治療以外にも、変わった事例があるので紹介します。

交通事故で手首が折れて手のひらの神経と血管が切れてしまい、長い間、手のしびれと血行不良に悩んでいる方がおられました。毎日、北投石のブレスレットを着け、北投石のセラミックプレートを入れたお風呂に入っていたのですが、一向に改善されません。ある日、うっかりしてブレスレットを着けたままお風呂に入ってしまいました。すると大きな変化が現れました。手首が熱を持って腫れあがってきたというのです。痛みは無いのでそのまま1時間ほど様子をみると、腫れが引き、なんと血管と神経が修復されて元通りになったそうです。信じがたき北投石の修復力。直接本人にお会いして伺った事実です。この場合は、ブレスレットとセラミックの相乗効果がとても大きかったのだと思います。

また、茶話会でお会いした心臓弁膜症の方が、夜なかなか寝付けないで困っていたのですが、モンゴルのラジウム原石のさざれ石に触ったら、その夜から心臓が楽になり、ぐっすり眠れるようになったとの報告が来ました。

他にもこんな例があります。ばね指と言って、関節が邪魔をして指を曲げると痛みを感じるという先天的な指の病気があります。通常は手術して指の筋を切るしか、治療法がありません。けれども、神戸の茶話会に出られた方が、さざれ石に触ったら瞬時に治ったというのです。その噂を聞いて、富山の茶話会に来られた方がおられました。本当に、長年悩んだこの指が治るのかと言いつつさざれ石に触ったとたん、やはり治ってしまいました。見事な効果です。

しかし、失敗例もあります。ガン予防のためにいつも北投石のブレスレットを着けていた方がおられました。本人はこれでガンにならないと安心していたのですが、大腸ガンになってしまったのです。なぜそうなったのか、はじめはわかりませんでした。いよいよ腹水がたまり、治療のしようも無くなったときに、原因がわかったのです。それは、長い間バクテリアのサプリメントを飲んでいた事でした。バクテリアや発酵食品は、その酵素が自然放射線を運んでこそ効果を発揮する健康食品です。ただ、これは人工放射線で汚染されてない世界での話。人工放射線で汚染されたバクテリアは、全く逆の、人工放射線のガンになる信号を体に伝える働きをもってしまうのです。大腸ガンになったのはそのためでした。バクテリアが、ガンになる人工放射線情報を体に伝えてしまったのです。食品についても、厳しくチェックする必要がありました。食べ物による被曝の方がはるかに強く、それも毎日続けたので、ラジウム石でもかないません。

ラジウム石は被曝によるガンは治せますが、被曝そのものを防ぐことはできないのです。

せっかく末期ガンを治しても、その後、またガンになってしまうケースもありました。ガンを治す事に集中し、ガンの原因となった放射性物質の排出が足りなかった事が再発の原因でした。発ガン物質によるガンならば簡単に治す事ができたのですが、人工放射線に汚染された状態でのガン治療の難しさを知りました。まず患者さん本人に被曝した事の認識を持ってもらう必要がありますし、その対策の方がガン治療よりも厄介な事なのです。これができなければ、完治は不可能だという事です。

いまだ被曝と言われて目を背けるようでは、治療のしようがありません。それゆえ、本書を充分に参考にしていただきたいのです。

なお、ここに登場するラジウム石やグッズの入手先については、名称を検索エンジンで調べることで見つけられると思います。

ガン治療に役立つラジウム石健康グッズ

ラジウム石が健康に役立つ事から、ラジウム石を使ったいろいろな健康グッズがネットで販売されています。そのいくつかを紹介しますので、自分で作る工夫をしてみましょう。

①北投石のブレスレット・ネックレス

セラミックボールに加工した北投石を使って、ブレスレットやネックレスを作ることができます。ラジウム石のアイテムで今一番人気があります。しかし、北投石は貴重な物なので価格が大変高く、ブレスレットでも15000円から50000円くらいします。そのため、ここでは自分で作る方法をお教えします。

北投石ブレスレットの効果は大変素晴らしいものがあります。先日、40人ほど集まった茶話会で、ブレスレットを全員に試してもらいました。すると、着けた瞬間に電気が走るような刺激があった方が数人おられました。ガンがある可能性が高い方です。刺激があったというのはガン細胞の破壊があったと思われ、ラジウム石で治せるということです。健康な人は、何の変化も感じられませんでした。北投石のブレスレットは手首に着ける事によって血を放射化するので、全身に自然放射線が回ります。それによってガン細胞が破壊され、免疫力がつくと共に体の体温を上昇させます。特に低体温でお困りの方は、着けた瞬間に体温が上昇し、いつも体がポカポカするようになる事も多いです。ガンは低体温の人に発生しやすいと言われていますので、ガンの予防にも役立ちます。

実際に私が着けてみると、睡眠中に足が冷えてつっていたのがピタリと止まりました。布団は秋になっても夏掛けで寒くありません。いつもポカポカです。一日中外す事無く着けたままがいいでしょう。一度外して寝たら、とたんに足がつりました。一度着けてしまうと、自分の生命コントローラーのような感じで、外せなくなります。

また、私は心臓病だった事があり低血圧だったのですが、ブレスレットを着けているうちに血圧も正常になりました。60～90くらいだったのが74～120位で安定しています。長年かかりつけのお医者さんが「あれっ」と言われるので「先生どうかしたのですか」と聞いたら「血圧が正常だ」とおっしゃるのです。このとき初めて、ブレスレットのおかげだと思ったのです。私の最初のブレスレットは台湾で23000円で買った物で、北投石と虎目石が半分ずつ入っています。全部が北投石だと50000円もしたので買えませんでした。それでも、効果は十分あります。

北投石のブレスレットは、私にとっては体温と血圧を常に正常に保ってくれる優れもので、ガン治療までしてくれます。

では、この北投石ブレスレットを作ってみましょう。

まずは、ブレスレット用の北投石セラミックボールを購入します。1個600円くらいでネット販売されています。玉の直径は8ミリ、10ミリ、12ミリとありますが、女性は8ミリが、男性は10ミリがいいでしょう。12ミリはゴロゴロして使いづらいです。必要な球数は8ミリで24個前後。

10ミリで20個前後ですが、自分の手首の周囲を計って、それに合わせてご購入ください。

北投石以外の球も使いたい場合は、好きな石を使用すると良いです。一般的には虎目石《タイガーアイ》や水晶などが使われています。

球をつなぐシリコンゴムなどは、手芸店等のブレスレットコーナーで販売されています。

自分で手作りすることは、ラジウム石と意思疎通する意味でも、既製品を買うよりもはるかにメリットがあるのです。簡単な作業ですので、ぜひオリジナルのブレスレットを作ってみてください。

そして、ガン以外の病の防止にも役立ちますので、ブレスレットはなるべくいつも着けるようにしてください。

特に冬に外出したり登山をする方は、体温を守る働きも期待できます。カイロなどと違い、永久に効果があるので、万一、遭難してしまった場合にも命を守ってもらえるかもしれません。

②北投石セラミックプレートを使ったサポーター

北投石セラミックプレート11枚を付けた、腹巻のようなサポーターが販売されていたので使ってみました。石の部分を背中に当てて着けてみると、その瞬間、驚くことに体が軽くなったのです。

歩くのが楽になりました。これならいろいろな治療に役立ちます。寝たきりの方でも、プレートのついたシートをベッドの上に敷けばいいのです。特に白血病の方は、ラジウム水を飲むと共に、このプレートを脊髄に当たるようにして寝るといいでしょう。

極端な事例ですが、39度もの熱が出て下がらないという白血病のお子さんが、北投石の原石の前に座ったら、いきなり体温が42度と急上昇。通常なら脳細胞も死滅するような危険な体温です。しかし、本人はいたって元気。しばらくすると、今度は体温が平熱に。白血病も治ったそうです。

後からこれを検証してみました。北投石は体温を上げる作用があるとともに、90度の高温でもやけどしないくらい、免疫力を高める作用がある事が確認されています。要するに、北投石によって42度の体温でも正常細胞の免疫力は上がり、何の悪影響も無いのです。しかし、骨髄にできた異常細胞のガンは、39度以上で死滅します。つまり、北投石は体温を上げてガン細胞だけを死滅させる作用を持っているのです。素晴らしい名医です。

ここで大切な事は、治療するのは自分自身だという事です。ラジウム石はその補助に過ぎません。

ただし、この腹巻状サポーターは、着けたまま寝ると熱くてたまりません。寝汗をびっしょりかくので、健康な人は寝るときは外してください。病人はその上に寝るといいでしょう。

サポーターは、工夫して作る事もできます。市販のサポーターに北投石セラミックプレートを貼り付ければいいのです。また、ベッドのシーツに貼り付ける方法もあります。寝たきりの方でしたら、固いプレートによる痛みがないように、工夫してあげるといいでしょう。先述の治療法と合わせて行うとより効果が出ます。

皆さんの工夫や気遣いがラジウム石の意識に反応して効果が出るのです。ただ使えばいいというものではありません。

先日、伊豆の戸田温泉に泊まると、宿にこの北投石セラミックプレートを張り付けた椅子が置いてあり、座るだけで健康になるという説明が書いてありました。実際に座ってみたら、体が一瞬、軽くなった感じです。サポーターと全く同じ効果でした。この効果は口で言っても伝わりません。体験すればわかります。

工夫次第で、下着にポケットを付けてセラミックプレートを入れるのもいいでしょう。誰にも気付かれずに、普段の生活で病を治す事ができるのです。何のリスクもありませんし、それほどお金がかかるものでもありません。とにかく、やってみる事が一番です。。

人工放射性物質を排除する

被曝によるガン治療で、最も大切なのは、体内に取り込んでしまった人工の放射性物質を排除する事です。その方法は簡単です。間違って取り込んだものなので、本来取り込むべきだった自然放射線をもった物質を摂取して、入れ替えればいいのです。

セシウムの排出にはカリウム（またはタウリン）が、ストロンチウム90の排出にはカルシウムが必要です。誤って体に蓄えられたのですから、本来の自然の物質が入れば、人工の物を捨てて入れ替えようとしてくれます。

セシウムと入れ替えるのは、より筋肉に吸収されやすいタウリンがいいでしょう。筋肉はカリウムをタウリンに変えて吸収します。これで筋肉を動かしているのです。そのため、体はカリウムに似ているセシウムを筋肉に蓄えてしまいます。特に心臓を動かす心筋は、自然放射線によって動いているので、積極的にセシウムを蓄えるのです。それによってセシウムという人工放射線が心筋を壊して、心筋梗塞で亡くなる人が多いのです。タウリンのセシウム排出効果は大きく、そのため日本ではタウリンが医薬品に指定されており、購入には医師の処方箋が必要です。実際に、医療の現場でもセシウムの排出に使われています。

日本では一般的には買えないのですが、アメリカではただの健康食品なので、通販で購入できます。

以前は自由に何個でも輸入できたのですが、注文が殺到してしばらくは輸入規制がかかり、1ヶ月に1人1ビンまでしか購入できなくなってしまいました。ちょうど1ヶ月分の量です。各自で毎月輸入しなければなりませんが、セシウムの排出はこれでオーケーです。

ストロンチウム90の排出には、カルシウム錠剤を用います。日本製の物は材料自体がストロンチウム90に汚染されている事も多いので、できればアメリカ製がいいでしょう。人間が吸収しやすいのは植物性のカルシウムです。植物性のカルシウムからできたベジタリアン用のカルシウムがあるので、これがベストです。

サプリメント以外の日常の食事からもカルシウムは摂取できます。植物性のカルシウムが望ましいでしょう。カルシウムを多く含む野菜は小松菜や果物です。しかし、汚染地の野菜はカルシウムの代わりにストロンチウム90が含まれている事も考えられ、かえって被曝してしまいます。必ず安全な野菜にしてください。毎日の食事でこれらの食品を摂って放射性物質の排出を心がけてください。

小魚にもカルシウムが含まれていますが、むしろストロンチウム90を含んでいる事があるのでやめましょう。

放射性物質の排出は、常日頃から継続的に行ってください。

私の妻がかかりつけの医師から甲状腺と大腸ガンの検査をしてくるように言われて、紹介されたクリニックに行きました。すると、大腸には異状はないが、甲状腺に腫瘍があると言われ、今度は甲状腺専門医を紹介されました。

その甲状腺専門医は、甲状腺の腫瘍はただの袋なのでなんの問題もないとの事。ただ、骨密度も測定してもらいましたが、骨粗しょう症の疑いがあると言われました。更に副甲状腺に陰があるので、今度は静岡県立中央病院を紹介されました。静岡県最大の病院です。

ここで再び骨密度と核医学検査。その結果は、何処も異常なしだったのです。しかし、担当の内科医は「骨粗しょう症ではないですが、骨粗しょう症の治療をしますか」と聞いてきました。私が「治療しなければいけないのですか」と聞くと、「しなくてもいい」との答えです。

あとから考えてみると、骨粗しょう症の治療とはカルシウム注射を打つのです。甲状線の障害は、ストロンチウム90の被曝が原因となる場合が多く、ストロンチウムの排出にはカルシウム注射が一番効果的なのです。その事を担当医は知っていて、治療をするかと聞いてきたのでしょう。原因となった物質を排出すれば、甲状線の異状は改善します。

また、牛乳やヨーグルトをよく食べる人に、甲状腺の障害が多く発生します。それは、牛乳に含まれているストロンチウム90の影響です。体はカルシウムと間違えて、甲状腺、脳、骨に蓄えてしまい、異常を起こすのです。特に、ストロンチウムが含まれたヨーグルトは最悪です。本来ならば自然放射線の情報を体に伝える働きがあるため、健康に良い食品です。しかし人工放射線に汚染された状態になると、一転して人工放射線の殺人情報を体に伝えてしまう大変危険なものとなるのです。注意してください。今、牛乳やヨーグルトによる甲状腺機能障害が蔓延しています。放っておくと甲状腺ガンや悪性リンパ腫、白血病の原因となります。

ラジウム温泉探検記

8年ほど前、友人の母親が、肝臓ガンの末期で医者も手に負えないというので山梨県の増富ラジウム温泉に湯治に行ったところ、1ヶ月半で元気になって帰ってきました。そんなにすごい温泉があるのならと、私も仲間を誘って行ってみましたが、それはすごい温泉でした。その温泉は湯治客でいっぱいで、病人しかいませんでした。

これをきっかけに私は、mixiで有志を募り、「ニニギ探検隊」と称して全国各地へ探検旅行に出かけるようになりました。探検隊は温泉だけでなく、その他、興味が湧くものを訪ねていきました。最も面白かったのは、後程詳しく書きますが、鹿児島県の薩摩半島への「砂蒸し風呂と池田湖恐竜イッシーに会いに行く旅」でした。信じられない探検で、隊員4人は大満足でした。
では、日本から海外までのラジウム温泉探検記をお楽しみください。

①山梨県　増富ラジウム温泉

最初の体験は､私の家の近くにある山梨県増富ラジウム温泉です。友人の母親の肝臓ガンが治ったという事を聞きつけ、私たちも予約をしようと宿に連絡を入れてみました。すると、どの旅館も長期滞在の方でいっぱいで、予約ができませんでした。何軒かに電話していくうちに、金泉閣という旅館でちょうどキャンセルが出たとのことで、やっとの事、予約が取れました。後に知ったのですが、予約待ちの期間が長いので、温泉に入る前に亡くなってしまう方もいるようでした。

宿に着きさっそくお風呂に行くと、すでに人がいっぱいでしたが、浴槽よりも洗い場に寝ている人が多いのです。聞くと、ラドンは比重が重いので、浴槽に入るより洗い場に寝てラドンを吸った方が効果があるという事でした。浴槽の源泉は26度、冷泉です。入浴は20分以内。それ以上は気を失う可能性があるとの事でした。

宿の客は病人ばかりなので、皆さんの会話はほとんどが病気の話。健康な人は白い目を向けられそうで、あまり会話に参加できません。ただ聞くだけです。

「最近○○さんを見かけないね」「彼は元気になって帰宅したようだよ」「そうか俺も頑張らない

と」とこんな会話です。誰一人、暗い話はしません。明るくガン治療を楽しんでいます。特にこれが、ガン治療で重要な事なのだと感じました。

夕食は通常は自炊をする事がほとんどという湯治宿で、1泊3000円くらいですが、キャンセルが出たのは食事付きの宿泊だったのです。宿の話では、「基本的に病人食ですから」と。

その日の夜、私はなぜか一晩中夢を見続けました。後日、ラドンを多く吸うと、脳が活性化して多くの夢を見るということがわかりました。ラジウム石でも、花崗岩系の石を枕元に置くと、おかしな夢を見ます。花崗岩系の石は脳に直接作用するので、そのような事が起こるのでしょう。しかし2日目からは慣れて夢も見ず、熟睡できるようになりました。あまり気にしない事です。

増富ラジウム温泉で一番人気があるのは、金泉閣の向かいの不老閣です。しかし予約がなかなか取れませんでした。最近になって、放射能問題でラジウムを嫌がる人も出て空いてきたので、2回ほど行きました。ここの露天の岩風呂は200マッへの高ラドン温泉です。26度の冷泉のお風呂です。ただし、明るいうちが男性専用で暗くなったら女性専用のため、着くのがいつも夕方の私は、まだ1度もこの岩風呂に入った事はありません。

もう1つ、町営の日帰り温泉があります。こちらはいつでも入れますが、0．3マッへと少し頼りない数値です。26度の源泉に1時間以上入りましたがのぼせる事にはならず、逆に体が冷えて震えが止まらなくなりました。そして日帰り温泉の帰り道は、体が疲れて眠くなるので注意が必要です。

②新潟県　村杉温泉

村杉温泉は、新潟県阿賀野市にあるラジウム温泉。花崗岩の中から湧いている温泉です。この花崗岩は薬師石として有名です。少しだけ放射能汚染が気になる場所ですが、線量は他より少し高い程度でした。私は出かけるときは、常に放射線量を測定しています。ラジウム石の探索にも必要なので、ガイガーカウンターは必ず持っていきます。原発事故が起こった当時、ガイガーカウンターを持っていた者などほとんどいませんでしたが、私は8年以上前から持っていました。そのため、原発事故で想像を絶する空気の汚染があった事がよく分かっていたのです。姫川薬石の0．3マイクロシーベルト／時が国内の放射線量で最高記録だったものが、原発事故で東京練馬でいきなり2マイクロシーベルト／時を測定しました。その横を、マスクもしないで歩く人がいましたが、恐ろしい光景でした。

村杉温泉は、白血病に効く温泉として有名です。「白血病になったら村杉温泉に行こう」こんな事が白血病患者のブログに書いてありました。私が村杉温泉を訪れたのは、震災後1年経ってからです。温泉宿は全く予約が取れません。行ってみてわかったのですが、ほとんどの宿が福島からの避難所になっていて、宿の窓からは洗濯物がたくさん干してありました。宿がだめなので、公共の日帰り温泉に入りました。

湯の温度はかなり高く、湯触りはとてもいいです。やはり湧出地200マッへの威力でしょう。すぐのぼせてしまうので長湯はできません。休憩所も無いので、そのまま追い出される感じでした。やはり宿に泊まる必要はあります。

この温泉を使った豆腐が有名なようで、行列ができていました。

帰りに、ラジウム石の薬師石を買いに石屋に行きました。もともとは墓石屋で、販売されているのはほとんどが中国産です。線量は0．4マイクロシーベルト／時位でかなりありますが、これはホームセンターで1個100円で売っていました。

「地元の花崗岩は無いですか?」と尋ねると、25センチ角で板状のものを出してきました。線量は普通の花崗岩と何ら変わりません。0．3マイクロシーベルト／時位で6000円でした。かなり高いです。ネットでも薬師石は1枚6000円なので、協定価格なのでしょう。しぶしぶ1枚買いました。お風呂に入れて使っています。

これなら、中国産の花崗岩の方がいいと思います。普通の石材屋で30センチ角11枚で5000円前後で売られていますから。

源泉地に、薬師堂がありました。ここも弘法の湯なのでしょう。弘法大師は全国のラジウム温泉の教えを開いた方です。薬師堂は必ず、自然放射線豊かな場所に建てられました。聖徳太子の教えです。聖徳太子は、自然放射線を観音様に例えて薬師堂に祀り、庶民に普及させたのです。

村杉温泉では一度しかお風呂に入れなかったため、温泉の効果はよくわかりませんでした。ただ、強烈なラジウム泉である事は確かなので、特に白血病の方にお薦めします。

③長野県　馬羅尾《ばろお》天狗岩温泉すずむし荘

長野県安曇野の国道を走って松川村に入ると、「ラドン温泉すずむし荘」の看板があります。新潟県の糸魚川への姫川薬石拾いのツアーでよく寄る、設備も整い宿泊もできる居心地のいい公営ラジウム温泉です。ラドン温泉という限りはそれに応じたラドン量なのでしょうが、マッへなどの表示が無いのでよくわかりません。花崗岩質から湧く温泉で、馬羅尾山の天狗岩からの引き湯です。村杉温泉などと同じような温泉と考えていいでしょう。

ここの掲示板に、日経新聞の記事が貼ってありました。内容は「ラドン量が高い鳥取県三朝《みささ》温泉住民の健康調査の結果、他の地区よりガンになる確率が、あらゆる年代で半分以下だった」という事でした。天然ラドンを日ごろから吸っているとガンの発生率が半分以下になるそうです。明らかにガンに効くという結果が示されたわけです。新聞には、「今までのラドンは有害だという概念は考え直さねばならない」と書かれていますが、自然放射線と人工放射線の違いがわからないからこのような矛盾が生じるのです。

ただ、ここは設備などの面でも居心地よい温泉ですが、湯触りはさほどいいものではないので、病気治療というよりは、健康維持のための温泉と考えています。

姫川薬石を拾いに行くときは、ぜひ寄ってみてください。

④愛知県　猿投《さなげ》温泉金泉閣

岐阜県から愛知県にかけては、ラジウム温泉が非常に多い地域です。岐阜県の下呂温泉をはじめ、日本最強のラジウム温泉であるローソク温泉（治療専門）などがあります。そんな中で、気軽に行ける日帰り温泉もある猿投温泉に行ってきました。ここでは、茶話会も開いた事があります。

さすがに温泉宿が経営する日帰り温泉とあって、設備もよく、料理も美味しい施設です。ラドン量は21．10マッへ。かなり強いラジウム温泉です。温泉水の飲用許可も取ってあり、飲用もできます。検査をしていない温泉水は、有害なヒ素などが含まれている場合もあるので注意してください。

金泉閣では、入浴時間を制限しています。1回20分以内です。長時間入っていると強いラドンで気を失う場合があるからです。とはいえ、気を失っても命に別状はありません。放射線が脳を刺激して、てんかんのような症状が出る事があるのです。これは、脳に疾患がある人ほど起こりやすいです。その代わり、脳の治療が行われています。探検隊でも何度か倒れた人がいましたが、

20分くらい横になっていれば復活し、その後スッキリとします。健康体の人は何も起こりません。浴室内に飲用の温泉水飲み場がありますので、まずは飲用から始めてください。浴衣も付いていますので、着替えてリラックスしつつ何回も入浴して治療してください。休憩所と食堂は別ですし、ゆっくりと休憩できます。

じっくりと湯治をしたい方は、金泉閣に宿泊するのがよいでしょう。お風呂は日帰りとは全く別です。

名古屋市内からも近いので、通いやすいラジウム温泉と言えましょう。大駐車場には桜並木がありますので、春には花見も楽しめます。

⑤三重県　湯の山温泉の希望荘

三重県にも、本格的なラドン浴施設があります。この温泉では、日帰り客は、山の上の駐車場からケーブルカーで下り、宿泊客は下の駐車場から直接温泉ホテルに入るようになっていますので、注意してください。

3階がラドン浴施設で、4階が一般の温泉浴場であり、別料金になっています。3階のラドン浴施設では、高濃度のラドン温泉に入る事ができます。かなり長い階段を登った山の斜面に露天風呂がありますが、これが驚異のラドン温泉です。お湯がヌルヌルで過去に味わった事の無いほどの強力な温泉でした。

しかし、４階の大浴場は普通のラジウム温泉で、源泉が全く違うので気をつけてください。ここでは温泉入浴だけで帰ってはいけません。カウンターで追加料金を払ってチケットを入手し、必ずラドン浴をしてください。


チケットを購入しますと、ロッカーキーをもらえますので、浴衣に着替えます。汗びっしょりになりますので、下着は着けないでください。ラドン浴、露天風呂共に男女別です。着替えが済んだら自分でヘルスチェックをして、問診票に記入します。休憩室で待っていると、ラドン浴の呼び出しがあります。１回40分です。ベッドに寝ますが、その下には温泉水が流れています。20分経つとタオルを代えてくれます。さほど室温が高いわけではないのですが、湿度が１００パーセントで強いラドンのために、どんどん汗が出ます。普通の汗ではなく、ベタベタの汗です。

これは、オーストリアのバドガシュタイン鉱山と同じ状態だそうです。ラドン量は数１０００マッへと強烈です。高温で体の免疫力が上がり、通常細胞は元気なままで、熱さに弱いガン細胞だけがダメージを受けるのです。

汗びっしょりとなった浴衣は着替えて、最後は強力な露天風呂に行きます。

これで全てのコースが終了です。待ち時間も入れて、２時間以上はかかります。

ここが、日本一のラドン浴施設ではないでしょうか。
また、2階の食堂では真菰《まこも》のそばが食べられます。真菰は自然放射線が強い野菜です。

⑥岡山県　苫田《とまた》温泉泉水

岡山県に銘ラジウム泉があると聞いたので、初めてのラジウム石健康法茶話会を岡山で行うのに合わせて、前夜祭として1泊してみる事にしました。苫田温泉は岡山駅から北に車で40分ほど行った、静かな山間に沸く花崗岩質の温泉です。

前述もしましたが、「ラジウム石健康法茶話会」のお話をします。拙著「自然放射線VS人工放射線」の出版記念として始めたものですが、この時は初回とあって、ホテルのパーティー会場を貸し切り1人500円の会費（以後は無料にしました）でコーヒーお茶菓子付きとしました。そして、全員に何かしら当たるビンゴゲームで、賞品は総額20万円のラジウム石グッズ。北投石ブレスレット、姫川薬石ブレスレットやラジウム温泉用のセラミックボールなど、もう大盤振る舞いで、とても楽しいパーティーでした。

前夜祭には、有志8人が集まりました。ここの温泉も素晴らしかったです。51．2マッへという強いラジウム温泉。その治療効果は、厚生省認可です。湯触りがとてもよく、入るとラドンのおかげか頭がスッキリとします。天然ラドンの効果は、人によって感じ方が違います。病気の人はすぐ治療が始まるので、体に大きな変化が現れます。どんな変化でも悪くなる事は無いので、気にせずじっくりと湯治しましょう。

湯治には、1週間から1ヶ月もあれば完璧です。中国地方の方には特に、お薦めの温泉です。こちらは桜の名所でもあるので、お花見のシーズンはたいへん混み合います。

ここ泉水の部屋は少し変わっています。急な斜面に渡り廊下があって、部屋は階段の途中にあるような感じです。メンバーの女性たちが泊まった部屋はなんと、「岩戸の間」。部屋の床の間全体に大きな花崗岩が露出しています。巨大な花崗岩の露頭がある場所に部屋を作ってあるのです。試しにガイガーカウンターで測ったら0．25マイクロシーベルト／時。

そこである試みが始まりました。これだけ大きい花崗岩だったら、もっと線量が出るのではないか、そんな予想でみなで岩を叩きながら「もっと出して」と叫びました。すると、どんどん線量が上がりだし、0．4マイクロシーベルト／時まで上昇しました。通常ならこれが限界ですが、私が「もっと出せ。0．5まで出せ」と叫ぶと、なんと岩はこれに応えて0．5マイクロシーベルト／時まで出したのです。通常、花崗岩からこのような高線量は出ません。明らかに、私たちとリンクしている事がわかったのです。しかし、その後は何度やっても線量の変化はありませんでした。一度だけにしてくれという事なのでしょう。ラジウム石から出る自然放射線は、人間の潜在意識とリンクしています。その事を私たちに教えてくれたのです。

苫田温泉の泉水に泊まるときは、ぜひこの「岩戸の間」に泊まってみてください。温泉で治療し、部屋に帰っても大花崗岩が治療をしてくれる事でしょう。旅館全体が山の斜面に建っており、心地よいラドンに満ち溢れた宿でした。

宿のおかみさんに聞いたところ、あの岩戸の間の感じ方は人それぞれで、「大変気持ちが落ち着く」という方と「気味が悪い」という方がいるそうです。気味が悪い方は病気があるのかもしれません。前述しましたが、ラドンが多いと寝ているときでも脳が活動して変な夢を見る事があります。そのせいもあるのでしょう。


もう1つ、この宿にはミステリーゾーンがありました。部屋から食事をする大広間へは長い廊下を歩いて行くのですが、廊下の1ヶ所にみなが転ぶ場所があるのです。私だけかと思っていたのですが、みんなに聞いたら自分も滑って転んだと、ほとんどの人がそう言うのです。最後に大広間に来た人が「宿の人が食事をこぼして、床が濡れていて滑って転んだ」と言いました。しかし、私が来たときにはそのような物もありませんでしたし、宿の人も転んだようです。けがをした人はいませんでしたが、不思議な事もあるものです。

⑦福岡県　飯塚市こうの湯温泉

福岡でラジウム石健康法茶話会を行ったときのことです。福岡の方に近くにラジウム温泉は無いかと尋ねたところ、飯塚市にこうの湯というラジウム温泉があるとおっしゃるので、さっそくそこに1泊してみる事にしました。

こうの湯は温泉旅館というよりは完全な湯治場。私が行った時には6畳1間が1泊4000円で、4人まで泊まれました（追加料金あり）。朝食は事前予約で800円で、夕食も食堂でいただけますし、日帰り客で賑わっていました。ラドン量は78．9マッヘと強烈なラドン温泉です。長く入っていると強い疲労感に襲われます。ここの温泉水も飲用の蛇口があったのでがぶ飲みしました。でも、これがいけませんでした。その日の夜、鼻血がなかなか止まらなくなってしまったのです。ただ、止まったあとは2度と出なかったので、気に留めずラジウム石健康法茶話会を行いました。

そこに、前夜の温泉水を汲んで持ってきた人がいたので、私もまた飲みました。そのときはこれが鼻血の原因だとは思っていなかったのです。すると、その夜にまた大量の鼻血が出ました。しばらくして止まりその後は1度も出ないので、温泉水を飲んで10時間位後に鼻血が出る事がわかりました。他の人には起こらなかったので、元々鼻が悪い私の個人的な問題だと思いますが、心配な方は飲まない方がいいかもしれません。

しかし、人工放射線とは違い、体が悪くなるようなものではありません。ガン細胞は分解するのでガンの人にはいいかもしれませんが、鼻の病気には合わないような気がします。かなり癖のあるラジウム温泉ではないでしょうか。私の場合も鼻血が出ただけで、それ以外に支障があったわけでもありません。強力なラジウム温泉である事は確かです。

⑧台湾　北投温泉

ニニギ探検隊が行くのは日本だけではありません。台湾の北投温泉にも行きました。私はこれまでにもう8回行っています。短期間に何度も行ったので、ホテルのレストランのおばさんは「まだいるのか」とびっくりしていました。一度帰ってからまたすぐ来たのだと説明。それほどの常連客です。

北投温泉に行くきっかけとなったのは、秋田県の玉川温泉との違いを見たいという思いでした。かつて玉川温泉では、2人の若者が河原の硫化水素ガスで死んだ事があります。免疫力が向上しているはずなのに、どうして毒ガスで死んだのでしょうか。同じ北投石が出ると言っても、全く違う温泉なのかもしれない……その答えは、一度行っただけでわかりました。結論から言えば、台湾の北投温泉は玉川温泉とは全く違ったのです。

北投温泉の源泉が湧く地熱谷に行くと硫黄のにおいの中に、植物が生い茂ったジャングルがありました。木々は、熱湯の中に枝を突っ込んでいます。ジャングルが、熱湯に向かって垂れ下がっているのです。恐ろしいほどの生命力です。

かつて、ラジウム石である姫川薬石でできた湯呑みで熱湯を飲んでも、やけどをしない事に気付きました。私のような猫舌でも熱湯が飲めたのです。これは、ラジウム石が、熱湯でも細胞が死なない免疫力を与えてくれたということでしょう。免疫力とはそういうものです。熱湯の中でも植物が生きられる台湾の北投温泉は、世界一のラジウム温泉だと思います。世界中から温泉に入りに観光客が来ます。

海外の温泉は水着で入る所がほとんどですが、台湾は日本式で、風呂は裸で入るのが普通です。ですが、北投温泉の大露天風呂は水着で入ります。2時間ごとの入れ替え制ですので、行くときは時間に注意してください。早朝5時半からから夜10時までです。

台北市内から地下鉄で40分くらいですので、団体旅行で台北のホテルに泊まっているときでも、早朝に出発して温泉に入って戻ってくれれば、たいていはツアーの出発時間に間に合います。

北投温泉には、3種類の温泉があります。青湯と白湯と鉄湯です。ホテルに引いてあるのは白湯がほとんどですが、ラジウム温泉は青湯だけです。青湯が引いてあるホテルは少ないので、青湯に入るには公営の大露天風呂に行くか、公共温泉の瀧の湯がおすすめです。滝の湯は天皇陛下も入られた温泉ですが、かなり質素で脱衣所も粗末なものです。現在、改修工事をしていますが、やはりおすすめは大露天風呂です。水着を忘れても大丈夫、入口の売店で売っています。派手な水着は禁止なので、現地で買った方が無難かもしれません。男性用で１０００円前後、女性用で３０００円前後ですから格安です。ビキニは禁止ですが、西洋人はビキニだろうが派手な水着だろうが何も言われません。しかし日本人は台湾人と区別がつかないのでかなり厳しく、中にいる監視員に笛を吹かれます。

脱衣所は無く、着替えは男女別のシャワー室でします。荷物はコインロッカーに。10元玉２枚が必要です。水着の脱水機は10元でした。

ここのマナーはとても厳しいので、少し説明をしておきます。

露天風呂の浴槽の入口にお湯を汲む物が置いてありますが、これはお湯をかぶるための物ではありません。足の汚れを落とすため、足洗いのための物です。かけたお湯が浴槽に入らないように注意してください。入口や、お湯の出口のあたりに座る事は禁止です。浴槽に入ったら中に進んでください。露天風呂は上から下の高さまでいくつかありますが、一番上が最も熱くて下に行くほどぬるくなります。

西洋人が多い国際的な温泉リゾートですが、ここの入浴料は１６０円くらいと安く、現地の高齢者は毎日入っている人も多いようです。いつも顔を合わせる、88歳にも関わらずとても若々しいおじいさんは、「私は日本人だ」と自慢してきます。戦前の台湾人は日本人として育ったので、確かに日本人なのです。もちろんご長寿の方は全員日本語が達者。鼻歌は日本の歌です。

青湯の源泉が湧くのは地熱谷で、大露天風呂から少し上ったところにあります。月曜日は休みで中に入れないので注意。夜は熱湯に落ちる人がいるからか入れません。ここの入口で、温泉卵を売っています。虎模様で、独特の色をしています。放射線のせいでしょう。しかしこの温泉卵、お土産に持って帰るとすぐに腐ってしまいますのでその場で食べてください。それが自然放射線の威力です。１００度で卵は煮えても、中のバクテリアはより元気になります。バクテリアだって人間と同じ。自然放射線を浴びた免疫力では、１００度でも死なないのです。だからすぐに腐ってしまうのですね。

余談ではありますが、台湾に行ったからには夜市に行きましょう。大露天風呂がある新北投駅から1駅の北投駅で乗り換えて、嶮譚《けんたん》駅まで行きます。20分くらいです。後は人の行列についていけば夜市に着きます。奥に入って行くとそこはお祭りのようです。金魚すくいから麻雀まで。麻雀はちょっと見ていれば要領はわかるので簡単。お姉さんが日本語で教えてくれます。台湾は親日的なので、とても親切にしてくれます。ゲームの景品はお姉さんのさじ加減で適当ですが、かなりいい物がもらえます。400円で5回遊べて、ゲームとして負けても、立派なトランプがもらえました。日本なら400円以上はすると思われました。

飲食街は大賑わいです。メニューはすべて写真がついていますから、、注文は指をさせばいいのです。もちろん、日本語も書いてあります。中国人と韓国人と日本人。観光客でごったがえしています。いろいろと食べていると結構な金額になるので、決して安いとは言えません。街の普通の食堂に入った方が安くて美味しいですが、ここは名物なのでぜひ体験を。台湾は水餃子がかなり美味しいので、一度は食べてみてください。

北投温泉のホテルを取るときは、必ず温泉が引いてある部屋にしましょう。ホテルに帰ってからも、また温泉に入れます。安いホテルでも、温泉付きツインで8000円前後の部屋がありります。必ずhot springと書いてある部屋にしてください。私は大露天風呂が近い「熱海ホテル」にしています。ツインの部屋を1人で使っても、朝食付きで8000円くらい。中国人の団体客が中心です。たまに読売旅行なんていうツアーバスも停まっていますが、台湾は航空券とホテルを自分で予約する自由旅行がおすすめです。昔は、空港とホテルの間の交通機関はバスしかありませんでしたが、今は、桃園国際空港から台北駅まで地下鉄が開通しました。昔のバスは運転が荒く、気分が悪くなる人が続出して不評でした。

日本から台湾には格安航空がたくさん就航しており、往復で2万円前後です。ピーチ航空では羽田から日帰りでも北投温泉三昧ができます。早朝5時50分に羽田を出発して、深夜1時頃に羽田に帰ってきます。日本の温泉旅館に行くより安く北投温泉に行けるのです。ぜひ一度、本物のラジウム温泉を味わってみてください。

なお、台湾に行くときに、入国カードやホテルの名前はローマ字では通じない事が多いので漢字で書くといいです。平仮名は不可です。職業は、お勤めの場合は会社員と書いておくと無難かもしれません。

⑨韓国釜山　海雲台《ヘウンデ》温泉

ラジウム温泉の本場なのに意外と知られていないのが、韓国釜山の温泉です。韓国はチムジルバンといって岩盤浴の発祥の地。チムジルバンは街の銭湯にもほとんどあります。釜山は花崗岩質の岩盤の上にある街なので、どこを掘ってもラジウム温泉が湧くのです。

また、特に釜山駅から地下鉄で40分ほどの海雲台温泉は、世界的な海浜リゾートとして世界中から観光客が来ます。10月に開かれる釜山国際映画祭は、世界の映画監督と俳優が集まるので有名。このときばかりはホテルは満杯になります。海雲台はきれいなビーチにホテルが立ち並び、昔は韓国の熱海、今は韓国のハワイと呼ばれています。昔は温泉街だった海雲台も今は温泉がほとんど無くなり、パラダイスホテルにあったスパも今は宿泊客専用になりました。街のあちこちで見かけられる温泉マークは、昔の日本と同じでラブホテルのマークです。

そんな中、オリンピックのヨットレース場関連で再開発されたセントムシティに、韓国一の売り場面積を誇る新世界デパートができました。デパートの工事中に、海底から温泉が湧き出し、そこでデパート内にスパができたのです。デパートの3フロアが温泉という、世界一の一大スパです。中には水着で入るスパエリアに加え、水着で入れるレストランまであります。水着は貸し水着もあるようですが、持参するとよいでしょう。裸で入る男女別の大浴場もあります。子供は入場不可のようで、若者のカップルばかりです。韓国自慢の岩盤浴のチムジルバンは20室近い部屋があり、すべて回るのは時間が足りないくらいです。人が多くても、広いので混雑感はありません。露天風呂もあります。疲れたら大広間の岩盤浴で昼寝もできて、一日中水着で過ごせます。おそらく、スパとしては世界一の規模ではないでしょうか。それがデパートの中にあるとは驚きです。お腹が減ったら、水着のまま最上階のレストランへ。もちろん、外に出たら凍える真冬でも営業しています。大浴場も洗い場も広くて使いやすいです。すべての設備は一流です。

でも、これだけで満足しないのがニニギ探検隊。地下鉄路線図を見ると、中心部から西に少し行ったところに「温泉駅」というのがありました。ここにこそ最高の温泉があるに違いありません。さっそく行ってみました。

駅で降りて、温泉らしき建物を探します。方向を見定め歩いて行くと、街の中に足湯を見つけました。無料の施設で、おおぜいの人が足を入れています。温泉は近いぞと思いながら、歩みを進めるとついに発見です。

入浴料は600ウォン（600円位）と安いです。料金を払ったら、ロッカーキーとタオルをくれました。脱衣所で着替えて浴室に入ると、日本の銭湯と同じようでした。泉質はかなり強いラジウム泉です。長湯するとのぼせるので注意。サウナかと思っていたのは、覗いてみるとチムジルバンでした。岩盤の上に座っている人でいっぱいなので入れませんでした。

後で女湯の状況を聞いたら、チムジルバンはものすごい状況だったそうです。中で逆立ちをしている人やアクロバットのような事をしている人がいて、目を見張ったと。男湯はおとなしいものでした。

釜山には、このような日帰り温泉がたくさんあります。ラジウム温泉と岩盤浴の街、釜山でした。チムジルバンはラジウム石の岩盤浴の事です。韓国の人は、日本人より自然放射線に親しんでいるのでした。

釜山へは、成田から格安航空エアプサンが毎日飛んでいます。往復で2万円くらいです。

飛行機以外の手段としては、高速船があります。博多から釜山までは、ジェットフォイルで3時間くらいです。1日2便あるので、東京から新幹線で行っても午後2時の便に間に合います。釜山のターミナルからは、釜山駅までシャトルバスが出ています。あとは地下鉄中央駅まで行くので、こちらの方が乗り換えなど楽かもしれません。さらに中央駅近くのホテルをとれば便利です

中央駅からは、ロッテデパートにも歩いて行けます。現地の食事には、ロッテデパートの地下フードコートが便利です。韓国は食事が安いので、フードコートで結構いいものが食べられます。1人旅ならこれが一番。おすすめは大食堂の自分で具材を選んで作れるビビンバ。レジでの注文は、見本を携帯で撮ってそれを見せればすぐに通じます。外国でスムーズに注文をするコツです。言葉は要りません。

ニニギ探検隊鹿児島県指宿《いぶすき》の砂蒸し風呂を体験し、池田湖の恐竜イッシーに会いに行く

東京で、日本リラクゼーション業協会の会長とスパの打ち合わせをしているとき、フランスのエビアンが中国の長白山の麓にテルマリズムセンターを作り、今ではパリと長白山空港の直行便まであるという話になりました。

長白山のカルデラ湖天池にはラジウム水がこんこんと湧き、今でも恐竜が棲んでいると言われていましたが、先ごろ中国政府によって20頭の恐竜が確認され、本当である事がわかったと聞きました。今から２０００年前の長白山大噴火のあと、たくさんの恐竜がアムール川から松花江に入り長白山に行ったのが目撃されたといいます。その恐竜たちが、今も健在だというのです。

知り合いの中国人の故郷なので詳しく聞いたところ、目撃者はたくさんいるとのこと。長白山に登り、天池を見下ろす丘の上に行くと、恐竜から「ここにいますよ」と、シグナルが来るといいます。姿を見ようと振り向くと、その心が読まれていて水中に姿を隠してしまうそうです。しかし、湖の波紋と透明度の高さから、沈んで行く姿がはっきりと見えたと言います。毛沢東氏や周恩来氏は、この恐竜と遭遇して会話をしたと言います。恐竜は間違いなく、人類に好意的な龍です。この天池の水で目を洗うと、失明した目も見えるようになると言われているそうです。

その話を知っていた私は、実は長白山の麓にテルマリズムセンターの建設をすべく、中国の科学技術院の方と連携して水源地の確保に動いていたのです。メールで水の分析表が送られてきて、それを私が分析しました。もちろん場所は機密事項で私にはわかりません。そして最高の水源を発見し、いざ買収へとなった時でした。契約寸前に邪魔が入りました。倍の金額でフランスのエビアンが名乗りを上げたのです。結局、入札で負けてしまいました。我々の情報がフランスに漏れていたのでしょうか。この世界一の「青龍の泉の里」がフランスに奪われてしまいました。中国政府ももっと早く私を呼び寄せ、国家プロジェクトで動くべきでした。私は中国のためにあれこれとプランを練り、水の名前まで決まっていたのです。私は、夢をつぶされた悔しい思いをリラクゼーション業協会会長に話しました。

すると、彼はこう言いました。

「それと同じような環境は日本には無いのか」と。気が付きませんでした。その悔しさから脱しきれていなかったので、日本でと考えた事は無かったのです。しかしその時、「それは鹿児島の池田湖だ」という言葉がなぜか口をついて出てしまったのです。

そのことをきっかけに、ニニギ探検隊はさっそく池田湖に向かう事となりました。砂蒸し風呂の探検も兼ねた2泊3日の旅でした。１泊目は指宿温泉の白水館で砂蒸し風呂。２泊目は秘湯の鰻温泉の民宿うなぎ荘に宿泊。私は静岡空港から鹿児島空港に、他の人たちは羽田空港から鹿児島空港に向かいました。空港で合流してレンタカーで指宿を目指しましたが、かなり時間がかかり、最初の立ち寄りの池田湖に着いたのは夕方。もう暗くてイッシー（池田湖の恐竜の名前）も見えません。イッシーには翌日会う事にして、その日は湖畔にある水槽の大鰻を見る事にしました。。ラジウム水で生息する生物は巨大化するのです。池田湖の鰻も巨大化していました。かば焼きにしたら10人分はあるはず。これを食べたかったのですが、民宿で出てきたのは普通サイズの鰻でした。それもそのはず、大鰻は天然記念物になっていたので、どこにも売っていなかったのです。薩摩半島は地図で見ると龍の頭になっています。花の先端が長崎鼻、池田湖と鰻池が鼻の穴に見立てられます。鼻の穴の池田湖から、龍の体内に入る事ができるのです。実にうまくできています。偶然とは思えません。皆さんも地図で見てみてください。

池田湖は、九州最大のカルデラ湖で水深が２３３メートル。湖底に火山があると言われています。その湖底火山のマグマ道は、他の火山とつながっている可能性があります。実際に富士では、本栖湖と諏訪湖がつながっており、そのトンネルを通って諏訪湖の青龍が本栖湖に現れて富士山の噴火を住民に伝えたという話が残っています。龍は、湖を移動する事ができるようです。

池田湖の龍伝説は、江戸時代からありました。今から80年ほど前にも、池田湖に浮かぶ遊覧船と巨大な水中生物が衝突し、船が水中に吸い込まれてしまった事件があったそうです。乗っていた１５０人近くの小学生は、誰一人として助からず、帰らぬ人となりました。今はこの事故を語る人はいませんが。

また、１９７８年9月3日にも、住民20人が水中に巨大な生物を目撃しました。これを大鰻という人がいますが、とてもそのようなものとは思えません。大鰻と衝突をしたくらいで、１５０

人もの人を乗せた遊覧船が沈むでしょうか。恐竜は必ずいます。長白山にもいるのだから。ラジウム石の溶岩から湧くラジウム水には驚異の生命力があり、長い間恐竜を生息させてきたのでしょう。

翌日も、イッシーの観察に行き、1時間以上にわたって湖面を眺めていました。夕方で少し暗くなってきた時、湖面に異常が起こりました。500メートルほど沖の湖面が波立ってきたのです。明らかに何かがいます。観察を続けると、水しぶきが高く舞い上がりました。イッシーの仕業でしょうか、つむじ風が起こったのです。確かに何かが水中で動いています。しかし、水上に姿を現さなかったため、湖畔からは見ることができませんでした。

でも、その存在だけでも確信できて満足した探検隊は、次の宿、鰻温泉に向かいました。

ちなみに、一泊目の白水館は、高級旅館なので食事無しの素泊まりにしましたが、それでもツインルームで1人1万円もしました。夕食は駅の近くの薩摩料理のお店で済ませて、ホテルに帰り砂蒸し風呂に行きました。専用の浴衣に着替え、その上から熱い砂をかけてもらいます。2階にあり、海岸の砂蒸し風呂とは違います。私はやはり海岸で入るのが一番だと思います。

日帰りの砂蒸し風呂も近くにありました。熱くて30分以上はいられません。すぐに退散して露天風呂の方に行きました。たくさんのお風呂が2フロアにわたってある、大浴場でした。指宿で一番大きな白水館です。

この砂蒸し風呂は、海岸の砂の下から蒸気が出ており、その砂の中での蒸し風呂です。実はその砂に温泉効果があるので、蒸気はあまり関係ないのです。砂蒸し風呂のエリアは料金を払った人のみ入れるようになっています。海岸に出て、その横の海水浴場の砂を測ったら0．17から0．25マイクロシーベルト／時もありました。

薩摩半島の海岸の砂は、流紋岩質のラジウム石なのです。砂蒸し風呂に行かなくても、海岸で砂に潜っていれば効果があります。

翌日朝、ホテルを出た一行は、まず巨岩がそびえる、たまて箱温泉に行きました。地面からごうごうと蒸気が噴き出しています。ここにも砂蒸し風呂はありました。

しかし、その横にそびえ立つ巨岩は何を意味しているのでしょう。平地の中に、突然100メートルあまりの巨岩がそびえているのです。ムー帝国時代の遺跡のようにも思われます。池田湖の近くには「ムー大陸博物館」があると聞いて行ってみましたが、そこは宗教団体の管理地で、博物館は閉鎖されていました。信者しか入れないようでした。博物館の中には、ムー帝国のUFOがあると聞いてきたのですが。入口の門から中を覗くだけで終わり。長崎鼻へと向かいます。

長崎鼻では、開聞岳の溶岩からできた黒い砂を採取するのが目的でした。流紋岩の溶岩からできたラジウム砂です。測定すると、０．３マイクロシーベルト／時もある立派な砂でした。これで枕などの治療器具を作るとよさそうです。砂は海岸一帯にいくらでもあります。その上に寝れば、天然の治療台になります。

お昼ご飯を食べようと食堂を探しましたが、全くありません。ただ、池田湖の近くに、流しそうめんのお店がありました。そこは有名な店で、谷からの湧水が豊富で、それでそうめんをこねて流しそうめんをします。ラジウム水で行う流しそうめんです。他の隊員はみな普通の定食を注文しましたが、周りを見ると冬にも関わらず全員流しそうめん。一行の中で私だけ流しそうめんを注文しました。ラジウム水で流すそうめんは格別に美味しかったです。ここに行ったら絶対に食べるべきです。ここのそうめんは土産物屋でも売っていましたが、そこの水で食べなければ意味がありません。

そうめんを食べて満腹になったところで、再度池田湖に寄り、その後、鰻温泉に向かいました。鰻池というので池かと思ったら、大きなカルデラ湖でした。周りは急斜面の山に囲まれて、北海道の摩周湖のような湖でした。その神秘の湖の湖畔に、民宿うなぎ荘はありました。質素というより、かなり古びた宿です。ご主人が亡くなって女将さん１人でやっています。他に宿泊客はいませんでした。女将さんは、フーテンの虎さんの舞台になった宿だと自慢していました。宿のお風呂は使えないので、隣の共同浴場に行ってくれと言われました。鰻温泉はいい温泉ですが、すごく狭いです。西郷どん愛用の温泉とは言っても、浴槽は5、6人で満杯。空くのを待ちます。その上ものすごく熱いです。だからといって温泉に水を入れると怒られます。温泉が薄まるからという事で、熱いのも我慢をして入るのがマナー。

夕食になってさらに驚きました。なんと調理場は庭にあり、かまどのような所で茶わん蒸しを作っていたのです。後で確認すると、かまどかと思ったのは噴気孔でした。噴気孔から出た噴気を各家に引いていて、その熱で調理をするのです。そこの噴気の熱で焼いた卵が有名です。温泉でゆでるのかと思ったら、200度を超える火山の噴煙で調理をするのでした。噂には聞いていましたが、これをかまどのスメ料理（鹿児島弁のすもる「煙がこもるという意味」から）というそうです。高温のラドンガスで作るためか、確かに美味しかったです。

驚きはそれだけではありませんでした。

夜、床に着いたら、昼間はあまり気にならなかったのですが、地鳴りが酷いのです。よく考えると、ここは火口の底の噴火口の中でした。だから庭に噴煙が出ています。下からはゴオーという地鳴りが聞こえてきます。噴火しないのでしょうか。心配で眠れない夜となりましたが、朝方にはその地鳴りにも慣れてしまいました。

小さな集落ではありますが、そんな噴火口の中に人が住んでいるのでした。煮炊きは噴煙の熱です。普通このような環境では、噴煙に含まれた硫化水素ガスで死んでしまいます。でも北投温泉と同じで、硫化水素の毒ガスでも影響を受けない免疫力を、ラドンガスの噴煙が与えてくれるのでしょう。

このように、鹿児島県薩摩半島はものすごいエリアでした。自然放射線に満ちた火山と、健康増進のエリアでした。

帰り際、空港で行った商工会の方との打ち合わせでは、この池田湖エリアにキルギス共和国が広大な土地を持っていて、キルギス共和国のテーマパークの計画があるということでした。キルギス共和国といえば長寿の国で有名です。鹿児島県の薩摩半島に、長寿王国ができるのもそう遠い未来ではないのでしょう。

思い起こせば、我々ニニギ探検隊も長寿王国の視察のために池田湖に向かったのでした。この3日間の旅で、目的は半分達成しました。心残りはイッシーに直接対面できなかったことです。この3日間の出来事は奇跡としか言いようがありません。

池田湖のイッシーが導いてくれたのでしょう。青龍に感謝。

富士山に不老長寿の妙薬を探しにきた徐福

今から2300年前、中国の山東半島にいた徐福という人が、秦の始皇帝の命令で富士山に不老長寿の妙薬を探しに来た、という話を聞いた事があるかもしれません。その不老長寿の妙薬とはいったい何なのか。以前、それを研究してみた事がありました。

土産店では、それはコケモモだったということでコケモモ酒を売っていましたが、私は違うと思います。それは、富士山にしか無い物のはずです。鉱物や植物はどこにでもあります。そうなるとそれは、富士山で湧く水ではないかと思うのです。そう思った私は水の研究をした事がありまます。しかし水で不老長寿を証明するにはかなり無理がありますし、違うようでした。

それから15年が経ち、ついにその謎が解けました。それは、これから後編に続く私の高天原の神々との長い間のやり取りによってわかったのでした。

徐福は、中国山東半島にあった高天原の出張所である廊椰台《ロウヤダイ》という神殿にいました。先祖はあの有名な孔子で、彼らは日本の高天原の恵比寿命の子孫でした。中国の国王を皇帝にする儀式を行うために、中国の山東半島に駐在していたのです。

中国の最古の歴史書「史記」にこう書いてあります。

「山東半島の斎の国は東夷倭国（高天原の神国日本）の民であった」そして「中国で国を統一した者は、必ずこの廊椰台においてしなければならない儀式があった」「その儀式によって皇帝となった者は国滅びる時、倭国に行き不老長寿の国に入る」と。その神官が徐福でした。だから、徐福は日本人なのです。高天原の神官です。

秦の始皇帝は国を統一して、皇帝になる大嘗祭を徐福の元で行う事になりました。そこで徐福が「東海三山の神々によってあなたは皇帝になる」と言ったところ、始皇帝は「ならば徐福、それを直接高天原で行ってくれないか」と答えました。そこで、徐福は東海に船出しました。500人の大船団で、廊椰台で技術を教える職人家族をすべて連れて旅立ったのです。そして日本の富士に帰ったのですが、秦の始皇帝は徐福を待つ事なく亡くなってしまいました。その後、徐福は、中国には帰りませんでした。そのため中国では職人が全くいなくなり、貨幣の鋳造ですらできなくなったそうです。

その後徐福は、富士山の東側に住み神武天皇の孫の三井耳命の娘と結婚をして、富士の国王となりました（河口湖に中国から引き揚げてきた秦一族が保管する河口湖御師団の記録より）。当時の天皇は山梨にいました。徐福は富士の国王であって、天皇とは違います。

徐福が引き揚げた後の中国は、漢の国王が国を治めました。しかし、漢の国王は山東半島での大嘗祭を行っていません。皇帝にはなれなかったのです。

それはなぜか？　ヒントは、その後の西暦200年に起こった中国最大の乱、黄巾の乱にあります。

中国の農民であった張角が、山東半島に残っていた廊椰台の神官からラジウム石の秘密を聞かされました。皇帝になるには、国民の健康を保つために高天原の教え、自然放射線を出すラジウム石の仕組みを学ばなければなりませんが、今の漢の国王はそれをしていないと。ラジウム石で病気が治る事を知った張角は、みんなで石を水に入れて病気を治そうと考えました。これが道教です。張角率いる軍団は、瞬く間に200万人を超える大集団になってしまいました。その軍団が暴徒化して「国王は国民の健康管理の方法を知らなかった」とばかりに漢の国王を追い出してしまったのです。国王は奈良へと逃れ、今も高松塚古墳に眠っています。これが、大和朝廷の起源です。私は中国、漢の都洛陽に行き、洛陽博物館にある漢の国王のお墓から、それと全く同じ壁画が高松塚古墳に描かれている事を知り、漢の国王の墓である事を確信したのでした。

そして、実はその張角を日本から支援していたのが神功皇后こと、卑弥呼なのです。その証拠に黄巾軍の後宮女王（神功皇后）を守る大将の金印を、中国からひき返してきて河口湖にいた羽田氏（河口湖御師団）が持っているからです。黄巾軍を指揮していたのは張角ではなく、日本にいた神功皇后なのです。のちに中国は混乱して三国時代となり、黄巾軍のあとを継いだ魏国が神功皇后（卑弥呼）に会いに行く行程を記したのが、魏志倭人伝でした。

ここでおわかりでしょう。徐福が求めていた不老長寿の妙薬が何なのか。

彼は高天原の神官です。高天原の教えとは天照大神が伝えた自然放射線の世界。すなわちラジウム石の使い方だったのです。これによって、生命のコントロールの方法を、国を治める者に教えていたのでした。そのラジウム石は「十柱の石」（十種の神宝）として今も富士の天照垂釈堂（日蓮聖人が天照大神がいずれ戻られるように建てたお堂で、今も天照大神の遺品が眠っている。伊勢神宮の内宮の元となったもの）に収められています。

第二部　生命の秘密を伝える高天原

本書は、忘れられた高天原の教えに基づいて書かれました。高天原の神々の教えと言っていいでしょう。

これから始まる後編では、本書に書かれている現代の医療を遥かに超えた人類の生命の世界をどのようにして私が知り得たのか、背後に誰がいるのか等など、信じられない真実を伝え、高天原の神々とつながった世界へとご案内していきます。

はじめに

第一部ではガンの治し方を説明しました。この内容が、人類の英知をはるかに超えている事に気付いていただけたでしょうか。今の最先端の医療や科学でも、ここまで説いた人はいないでしょう。では、なぜそれが本書に書かれたのでしょうか。その知恵は、どこからやってきたのでしょうか。ここで解説いたします。

人類にはまだまだ知られてない、神々の世界があります。「神」というと、架空のものと考える人もいます。かつての私がそうでした。

「馬鹿じゃないの。神なんているわけがないだろう」と、私は小さいときから神を馬鹿にしてきました。近くの神社の祭殿で、お供え物にうんこをしてきた事もありました。

「神がいるならバチが当たるだろう」と思っていましたが、何も起こりません。そんな事から友人には「お前の口からだけは神という言葉を聞きたくない」と言われていました。それほど神に縁がありませんでした。

世の中は皮肉なものです。そんな私が今、神という言葉を口にしています。人は教育や余計な情報から先入観を植え付けられて、真実を見る目を失います。教育こそが人類の劣化に最大につながっているのです。人にとって重要な知能が、知識というメモリーに占拠されて所在を失ってしまうからです。パソコンで例えればよくわかるでしょう。データをたくさん入れると、演算速度が遅くなります。

脳でいえば、これが潜在意識と顕在意識です。あまり知識ばかりを増やすと顕在意識が占める部分が広くなり、潜在意識を狭めるのです。それがいわゆる意識レベルとなります。意識レベルが高いと、たくさんのものが見えてきます。レベルが低いと、見えるものは限られてきます。同じ景色を見ても、その人の意識いかんで、見えているものが全く違うのです。

実際にあった話です。マゼランが南米大陸南端の島の先住民と植民地契約を結ぶにあたり、酋長と話をしていると聞いてきたそうです。

「マゼランさん。あなたはどうやってこの島に来たのでしょうか」と。マゼランはすぐに「この沖に浮いている船で来ました」と艦船を指しました。ところが酋長は、「私たちにはその船が見えないのですが」と言うのです。これは、再度訪問したときにも聞かれました。

どうして船が見えないのでしょう。それには、脳の意識レベルが関係していました。先住民の舟の意識は丸木舟です。艦船のように大きな舟はありません。意識できないものは見えなかったのです。その大きな艦船は、先住民にとっては雲や島の一部でしかなかったのです。これが意識レベルです。


私は勉強が大嫌いでした。宗教じみた話も大嫌いでした。その空いた脳に神は侵入してきました。それは自分の運命だったのでしょう。今は完全に脳を支配しているように感じます。

行動は閃きに支配されます。閃きが導く先には新たな真実が待っています。これが今の状況です。偶然の一致――シンクロニシティが多くなるのです。

そして私は、天（高天原）の命令で本書を書かされました。自動書記のごとく筆が走ります。ここで私と言っているのは、私の顕在意識です。そして天と言っているのは、私の潜在意識なのです。その両方が私の脳でリンクしています。そのような状態です。だから本書は、私の潜在意識で書いているものだと捉えてください。それゆえ、真理を突いているのです。

いろいろな予言書でも言われています。人類が危機を迎えるとき、高天原は蘇り、人類を救うと。

その一部始終を、私は体験してしまいました。こうなったからには、もうこの先もやるしかありません。私が踏み込んでしまった神々の世界高天原を、本編では皆様にご案内いたします。今まで積み上げてきた知識と思われる全てを投げ捨ててお読みください。

そうしないと疑問で足止めをくって、前に進めません。

今から9000年ほど前、大洪水で人類はほぼ滅びました。方舟に乗って生き残ったノアの家族は、漂着したアララト山に、再び文明を築き始めました。これは神話ではありません。現実に起こった出来事です。化石化したノアの方舟も、トルコのアララト山中で発見されています。

そして、文明は芽生え始めたのでした。

2500年ほどの時が経って、高皇産霊神《たかみむすびのみこと》一行が元いた聖地富士山も噴火活動が収まり、そこを目指して引っ越す事になりました。高皇産霊神の8人の息子たちがその役を命じられました。まずは四男の国常立尊《くにのとこたちのかみ》が様子を見に富士に向かいました。しかし、30年が経っても帰ってきません。仕方がないので八男の国狭槌尊《くにさつちのみこと》を連れて、高皇産霊神自ら富士を目指す事になりました。長い旅の末に富士の麓に到着してみると、国常立尊はすでに西日本で文明を築いていたのです。そのため、琵琶湖を境に日本を分治する事となりました。

富士に着いた高皇産霊神一行は、そこに住んでいた先住民が同じ先祖（ムー帝国）とわかり、一緒に富士山に高天原を築く事にしました。高天原とは人類の大事な生命の秘密を伝える所で、人類の健康維持のために、地球創設以来引き継がれてきたものなのです。人々はそれを伝える人たちを神様と崇めたのです。しかし、本来の神とは人ではありません。地球そのもので、自然の事です。その神から放射線が発せられて、生命が管理されているのです。それを司るのが高天原の神々と呼ばれた人たちなのです。神話の世界に登場する神々ですが、彼らは実在の人物です。高天原を蘇らせた私の潜在意識は、いつでも彼らと交信をしています。本に書いたのはそこから出てきた事です。

なお、高天原のその後の歴史は、前著の「自然放射線ＶＳ人工放射線」で詳しく書きましたのでぜひご参照ください。高天原の歴史を知らなければ日本の歴史も、生命の秘密もわかりません。

人類のバイブル富士文献

富士文献と呼ばれているものには、いろいろなものがあります。今から２３００年前に、徐福が中国から引き揚げてきたときに、高天原13家に口述で伝えられていた高天原の出来事を文章にまとめたもの。それに、徐福が中国から持ち帰った中国の国王史「震日国皇事記」もあります。

そのため、中国は4000年の歴史といっても2000年前の史紀しか残っていないのです。さらに日本の天皇の記録についてはその後も加筆されて、南北朝時代まで書いてあります。ということは、富士文献は紛れもない日本の天皇史であり、世界最古の文章なのです。

だから富士文献には高天原の生命の管理についてだけでなく、この地球のポールシフトの事も書いてあるのです。それは、次のような形で伝えられています。

聖徳太子の時代。聖徳太子は18歳のときに、蘇我馬子の娘と結婚をするために富士にあった蘇我家を訪れました。そのとき蘇我馬子から富士文献を見せられました。この驚くべき高天原の事を知った聖徳太子は、それをわかりやすく訳させる事にしました。徐福の時代とは文字が違ったからです。聖徳太子は徐福の子孫の秦河勝《はたのかわかつ》（当時太子と同じ18歳）にその翻訳を頼みました。

秦河勝は、すべてを訳し終えるのに30年もかかりました。けれども残念な事に、その時すでに聖徳太子は亡くなっていたのです。これが「旧事本記」です。

蘇我家がこれを保存していたのですが、大化改新で中臣鎌足に蘇我入鹿が殺害されて、これにて倭国はおしまいとばかりに、父親の蘇我蝦夷は屋敷に火を点け、旧事本記を燃やしてしまいました。このとき、徐福が持ち帰った大切な孔子の原典も燃えてしまいました。

後に、天武天皇がこの旧事本記を再現しようと、太安麻呂に命じて、秦河勝の御霊を呼び出して書かれたのが古事記なのです。しかしこの古事記は、南北朝時代に三種の神器を失った北朝が、高天原の記録を抹消したため、偽書とも言われるような文書となってしまったのでした。

しかし、前述のようにもともとの旧事本記には人類の生命についてだけでなく、地球のポールシフトの事も書いてありました。それが「聖徳太子の未来記」として今も伝わっています。「地球がコマのようにコロッと回る」と。

この事は同じように、昭和19年に岡本天明氏が書いた「日月神示」にも書いてあります。これは自動書記によると言われていますが、ちょうどこのとき、皇居では古事記と同じように秦河勝の御霊を呼び起こして旧事本記の再編が行われていたのです。それが、岡本天明氏にも漏れ伝わったと推測されます。だから、日月神示もそのほとんどが富士文献の内容かと思います。

日蓮聖人も高天原を開いて、同じような事を言われています。高天原が示した事は人類全体への警告でもあったのです。日月神示にも「天地混ぜこぜとなり、神をも助からんぞ」とあります。富士文献にも書いてあるポールシフトは、間違いなく起こるのではないでしょうか。

日本の古来を知る事ができる富士文献ですが、現存している物は富士吉田市にある富士小室浅間神社の宮下宮司が保管しています。鎌倉時代に書き写した物と伝えられていますが、長文の巻物で、そのすべてを解読した者はいません。関連した書物もたくさん出ていますが、ほとんどが聞きかじり程度や他人の書いた物の引き写しのようなものです。中には偽書とまで書いている物もあります。偽書のわけはありません。南朝の最後が事細かく書いてあるのは真の天皇史である証拠です。その始まりは高天原だと書いてあります。正式な古文書です。

唯一、加茂喜三氏が泊まり込みで何日もかけて解読しました。彼の本が最も詳細にわたって書かれている本ですが、今は絶版になっています。その詳細は謎です。それゆえ高天原も忘れ去られてしまったのでしょう。

詳細は後述しますが、私が偶然行った天の岩戸開きが事の始まりである事は確かだと思われます。高天原を開かれた有名な某宗教家は「私は偽物だ。本物はいずれ富士に現れる」と言われたとの事です。私は本物の富士高天原を開く人物はすでに富士に現れていると思います。時が来たのです。人類の生命の秘密を解き、地球の大異変を迎え入れる時が来たのではないでしょうか。

未来は、健康体である事が最重要。ガンなど克服し、新しい時代を迎えましょう。病院を信じ、ガンで死んで行く。それも運命でしょう。他人がとやかく言うものではありません。すべて自分で決める事です。

私が本書で書いた治療法はあくまでもガンを克服する方法の1つです。行うのは自分自身。自分の命は自分で管理しなければなりません。その事だけを言いたいのです。ただ自分の閃きは、潜在意識を通じて地球につながっている事だけは覚えておいてください。

天の岩戸開き

私が高天原に引きずりこまれたのは、この事件（岩戸開き）がきっかけでした。２００４年６月13日、富士の高天原にある「天の岩戸」を開いてしまったのです。もちろん岩戸を開こうとして開いたのではありません。当時は神など大嫌いな状態でしたから。

私は埋蔵金の研究をしており、武田信玄の埋蔵金を発見し、テレビ局や新聞社も迎えて公開での発掘をしたのでした。それが結果的に、岩戸開きになってしまったのです。20トンはあろう大きな岩を私が１人で動かしました。テレビカメラの前で、なんのトリックも無くです。びっくりしたのは自分自身です。

そこからすべてが始まりました。高天原は蘇り、大地震が続きました。あの東日本大震災も、起こる9時間前に天から連絡が入りました。時間までわかりました。そしてmixiで「仙台に大地震が来ます。避難してください」とつぶやきました。その日の夜は、アクセスが集中してつながらなくなりました。

そしてその日以来、ネット上で人気者になってしまいました。これらはすべて閃きで来るのですが、その根拠もあとからやってきます。とにかく岩戸開き以降、不思議の連続でありました。私のペンネーム「ニニギ」もこの岩戸開きでもらいました。最初、頭の中でやたらにニニギという言葉が浮かび上がりました。辞書を調べても出ていません。そうしたらわが社のスタッフが「それは園山俊二氏の漫画のギャートルズに出てくるギャグではないか」と。「ニニギノミコトー」というギャグです。それで勝手に自分の名前にしてしまいました。そして、後に神様の名前である事を知ったのです。

さて、２００４年6月13日、私の埋蔵金発掘プロジェクトはスタートしました。

そもそもこの企画は、その3年前にテレビ放映した埋蔵金発掘番組の続きでした。私も、日本では知られた埋蔵金ハンターでした。埋蔵金のテレビ番組に何度か出演をしています。その研究の中で、徳川埋蔵金の謎を解き場所を突き止めました。全ての条件が一致しており、疑う余地はありませんでした。埼玉県のとある場所です。そこで、さっそくいつもの埋蔵金専門の制作プロダクションのディレクターを呼んで現場に行き、説明をしました。すると、意外な言葉がディレクターから発せられました。

「これは本当の話ではないですか。うちは娯楽番組、本当の話を扱うのは報道番組ですよ。騒ぎの元になる事はテレビでは放映できませんよ」と。

そうか、娯楽番組はでっちあげの話でないといけないのかと気付かされました。確かにそうです。これを放送したら、そこにある事が証明されるので、人が集まり、あちこちを掘りまくります。

そのように大きく影響が出るような事は、テレビで放送してはいけないのです。だからテレビでやっている徳川埋蔵金の話も、出ない事が前提で番組を進めているのです。

そこでディレクターは、別の話を持ち出しました。「番組の時間は空けてあるので、静岡のキャンプ場に埋蔵金があるという事で1時間番組を組みました。それをやりましょう」

撮影まで2週間しかありません。急いでそれらしき場所を選びました。

キャンプ場内に岩屋のようなちょうどいい所があったので、そこを埋蔵金の隠し場所にしました（埋蔵金番組は穴を掘らないと盛り上がらないという、ディレクターの強い希望がありましたので）。

そしてロケは始まりました。メンバーは女性の占い師と洞窟探検家、それに金属探知機の専門家です。

最初、私が武田信玄の金山の話をします。この付近は武田の金山の跡がたくさんあり、ここの岩屋にも、金がまだ眠っていると。

すると占い師が、「ここはたくさんの武士が守っています。入るなというのが聞こえてくるので、怪しいのは岩屋の前です」と言いました。

そこで、さっそく用意してあった重機でその前を掘り出しました。するとオレンジ色に焼けた石が出てきました。洞窟探検家が、「これは金を取り出すために水銀を使った跡だ」と言い出しました。ここは金の精錬所の跡地だと。確かに昔は、金の出た所で製錬していました。今度は金属探知機をかけて調べてみると、金の反応が出ました。

出るぞ。重機はどんどん掘りまくります。番組のクライマックスとなります。そうしたら、やたら重い石がたくさん出てきました。探知機はそれに反応していたのです。「もしやこれは金鉱石ではないか」と洞窟探検家は言います。実は、この石は場内からたくさん出てくる物です。溶岩のようですが、ものすごく重くて固いのです。

番組はここでまとめに入りました。間もなく武田信玄埋蔵金は出るだろうと。なかなか面白い番組に出来上がってテレビ朝日系で放映されました。

それから3年が経ち、あの重い石は本物の富士金山の金鉱石である事がわかりました。あちこちからこの石の砕いた物が出るので、そこが富士金山であった事が判明したのです。それもかなり昔の高天原の時代の金山。当初は武田の金山かと思っていたのですが、後にここは高天原の大金山であり、ニニギ尊が金を掘っていた場所である事がわかりました。

さらに岩屋には、南朝の埋蔵金が隠されている事までが、古文書の調査でわかってきました。でっちあげがすべて本当の事になってしまったのです。武田信玄の侍大将の穴山梅雪の武功録(日記帳)

に埋蔵金の詳細が書かれており、地図までありました。それを入手した諸澄九右衛門という男が一部を掘り出しましたが、仲間ともめて殺され、行方不明になっていました。

その後大正時代になって、子孫の諸澄吉郎という男がその書面を探し出したのですが、またしても行方知れずになってしまいました。

しかし、私が調べているうちに奇跡が起こりました。宝を見つけた諸澄九右衛門は沼津の三枚橋に住んでいたと記録されています。当地の地主がその諸澄吉郎を知っていました。住んでいる場所まで同じです。あとから調べると、埋蔵金の場所に当たりをつけて掘りに行ったところ、狼がいて噛まれてしまったようです。これが日本最後の狼でした。

それが当地の岩屋で、私はオオカミ穴と名付けました。それが後に、本当に大神穴となってしまったのですが。狼は狂犬病であったため、彼は死んでしまい、地主がその事を沼津の実家に連絡しました。沼津で大正時代に最後の狂犬病の死者が出た話を、私はたまたま保健所の講習会で聞きました。面白い偶然です。

いろいろな書物に書かれていた事と現実が完全に一致したのです。埋蔵金は間違いなく岩屋にあります。それで、テレビ局と新聞社を呼んでの公開発掘となったのです。

前置きが長くなりましたが、いよいよ武田信玄埋蔵金発掘プロジェクトはスタートしました。

当日の午前中は下準備です。そして昼からスタート。発掘のための重機も待機させました。私1人がヘルメットをかぶり、岩屋の中で鉄パイプを使い奥の三角形の大岩を叩きます。ちょうど都合がいい事に、岩の合わせ目の上にパイプが入る穴が開いていました。そこに支えを作って鉄パイプを入れます。それをかけや（大形の木槌《きづち》）で私が打つのです。カメラが回り、もうやるしかありません。

1打目、硬くてかけやが跳ね返されました。2打目、今度は鉄パイプがごろんと動いてしまいました。動きが収まったところで3打目。奇跡が起きました。鉄パイプが奥に50センチほど入って行ったのです。かけやを持つ私の手にはしびれのような心地よい振動が伝わりました（後にわかったのですが、この振動が脳を啓くトリガーでした）。この振動の心地よさは、この世のものとは思えないほど素晴らしいものでした。地球の誕生を感じました。

そのとき、自然と言葉が出ました。「あれ、地軸が動いたような気がする」と。

ついに、遠巻きに見ていたスタッフもみんな駆け寄ってきました。最初は岩が崩れるのを恐れてカメラマンと私しかいなかったのに。鉄パイプを、みんなが叩き出しました。鉄パイプはどんどん岩の中に入っていき、1．5メートルくらい入りました。

奥を見ると、20トンはある大岩が後ろに転がって、上に穴が開き光が差し込んでいました。この状況を説明すると、大きな三角形の岩を叩くと、その岩が後ろにそり、小岩のスペーサーを通じてその後ろにある3枚のスライスした岩が回転をはじめます。手前の岩が右に回転、すると次の岩が左に回転。更にその奥の岩は右に回転。これは元々洞窟だったものを、岩をスライスして右へ左へ90度回転させて、元の洞窟をふさいだものと思えます。それが元に戻るようになっていたのです。

しかし1.5メートル動いたところでピタリと止まってしまいました。人力では限界でした。あとは重機で行こうとなり、待機していた重機の登場です。しかし、岩屋の前を大きな三角の岩が邪魔しています（実はこれは浅間明神のシンボルで、ニニギ尊のお守りです）。この岩を重機で取り除こうとしましたが動きません。無理にやったら重機がひっくり返ってしまいました。それもそのはずです。この岩は地球につながっていたのでした。仕方ないのであとは人力でやるしかありませんでした。その後、みんながあちこちを掘りまくって、岩戸の動きを伝える重要なスペーサーの石まで取り除いてしまいました。このスペーサーの石が後ろの岩に動きを伝達していたのです。天の岩戸とは知らず。知らぬとは恐ろしいものです。岩戸の繊細な石の動力伝達システムを破壊してしまい、これで2度と元に戻す事はできなくなりました。明らかになにかが変化しました。それももはや止める事はできない状況でした。

しかし欲深い私はあきらめませんでした。この金塊を使ってイラクを復興させようと思っていたのです。

そして、6月30日に再び挑戦をする事になりました。岩を打つのに鉄パイプでは岩が「痛い」と言うので今度は丸太にしました。入れ替え作業をしていて驚いたのが、なんと鉄パイプで打った場所から岩が出血をしていたのです。血のように見える真っ赤な液体がしたたり落ちていました。本当の出来事です。

「なんだろう。確かに岩は痛いと言っていた。この岩は生き物だ」と思いました。

後で気が付いたのですが、この岩屋は大きな岩が2枚合わさっています。その姿はまるで人間のお尻のようです。私が鉄パイプを入れたのは、なんと産道のようでした。そして叩いた岩は、三角形の子宮の形をしていたのです。合わさった岩の内側には乳房が掘ってあります。岩を動かしたら、その乳首の部分が白かったのが黒くなっています。なんということか、私が子宮を後ろにそらして受胎させた事になり、結果乳首が黒くなって妊娠したという事のようです。いったい何が妊娠したのでしょうか。それがわかるまで3年間悩みました。

この出血は初めての体験を意味しているのでしょう。段々と、なにが起こるか不安になってきました。地球で初めての出来事のように思えてきました。

6月30日は天気予報では前日まで快晴だったので、もう1度岩屋を開こうと準備をしていたのですが、明け方3時になると天候がおかしくなってきました。ゴロゴロとやたらに雷が鳴ります。しかし予定を組んでいたので決行することにしました。6月30日を選んだのは、岩屋が古文書で「辰の口」となっていたからです。この日は、辰の日で大安という「開く」の重なる日で、2000年に1度しかない日だったのです。

酷い雷の中で作業は始まりました。この日富士山一帯は1時間に150ミリを超える大雨が降り続きました。しかも竜巻までが起こり、家も飛ばされました。しかし、当地だけは雨も降りませんでした。青龍が大暴れしているうちに開いてしまおうとしたのですが、岩はびくともしませんでした。

翌7月1日。新聞朝刊で、気象庁が富士山に異常気象と発表したと、1面で報じられました。その前日、山陰の出雲でも異常気象が起きていました。この事は気象庁で記録されています。

その後、いくらやっても埋蔵金は出ません。ある事は確実なのに。

それからしばらくして、近所の女性が「岩の動かし方が書いてある本を見た事がある」と、訪ねて来ました。さっそくその本の持ち主を探し、借りて全部をコピーしました。それは「木花咲椰媛の復活」という加茂喜三先生の本でした。しかし、どこを見ても岩の動かし方は書いてありません。そこで、出版社を訪ねましたが、加茂喜三先生の本はすでに絶版で、1冊だけ残っていた「富士王朝の興亡」という本を買いました。すると出版社の方が「乱帳本があるのであげますよ」と、他の本も5冊くらいくださいました。ありがたく読んでみると、そこにヒントがあったのです。十種の神宝の中に「死返り玉」というのがあり、これの事に違いないと思いました。

更に本を読み進めていくと、愛鷹山（ルビ・あしたかやま）にある「龍神トンネル」の話が書いてありました。中の岩が白く輝き、ぶよぶよで女性の体内のようなトンネルです。その奥に岩戸があり、そこに十種神宝がしまわれている、いまだ誰も開いた人はいないと。その岩戸の写真が載っていました。

驚いたことに、私の開いた岩屋と全く同じではないですか。

加茂先生の訳した富士文献を読み進めていくと、当地の岩屋が天の岩戸である事がはっきりとわかったのです。私は「天の岩戸」を開いてしまったのでした。そういえば、地主の佐野家の本家の人から「先祖から伝わる古文書に、あなたがいる場所に『天の岩戸がある』と書いてある。誰にも教えてはならぬ」と言われた事がありました。大正時代の地図を見たら、ここは「天皇ご領地」になっていて、誰も立ち入りできなかった場所だったのです。

天の岩戸を開くと何が起こるのか。日月神示をはじめいろいろな予言が出されています。なんということか、その予言通りに事が進んでいる事を私は感じます。特に、日月神示に書かれている「日本の真ん中富士の岩戸を人類の神化したものが開く。ニニギ尊お出ましぞ。この方富士のお山に腰かけて世界を救うぞ。生命の謎説くぞ」という部分。このニニギ尊と生命の謎がどうも気にかかります。岩戸を開いたのは、私以外にはいません。

ここの岩戸は、天の岩戸と共にニニギ尊のお墓になっています。富士文献に「ニニギ尊は宇津峰（当地も、内野と書いてうつのと読む）の金山の岩戸に祀られた」と書いてあります。明らかにここの岩戸です。ニニギ尊は龍の子供、スサノオ命の孫にあたります。そのために青龍を使えました。彼の死後、青龍が暴れるので彼のお墓に一緒に封印されていたのです。

6月13日。岩戸を開いてニニギ尊が出てきました。

6月30日。追って青龍が解放されました。

岩戸が開かれ、高天原が蘇りました。その封印を解くには、青龍の守りが必要でした。その全てを私は行ったのです。

岩戸開きを行い高天原の神々を呼び起こし、生命の秘密を人類に伝える事。しかし、更にもっと重要な事があります。地球の生まれ変わりです。

私が行ったのは、地球の受胎と妊娠です。岩戸開きから6年後、新しい地球が生まれました。

2010年9月20日、その出産が行われました。しかし、新しい地球はまだこの世には出てきません。ニニギ尊の重要なお役目があるのです。この地球は2つと存在しえません。新しい地球を造るためには、今までの地球を破壊しなければならないのです。

2004年の岩戸開きの6ヶ月後、スマトラ大地震が起こりました。

もう1度岩戸開きを行った2007年11月から6ヶ月後、2008年5月四川大地震が起こりました。

岩戸が出産をした2010年9月から6ヶ月後、東日本大震災が起こりました。

地球の生まれ変わりには、とてつもないリスクを伴う事がわかりました。あとはどうすればそのリスクが弱められるのか。それが今のテーマです。必ず良い策が出てくる事でしょう。人類がいなくなっては地球の生まれ変わりは無いのですから。

高天原が蘇る

2014年1月22日（ニニギの日）。私は高天原の封印を解きました。

ついに高天原が蘇り、高天原の神々が復活されたのです。この道のりは、長いものでした。岩戸を開いてから約10年が経過していました。その2週間ほど後、富士山が世界文化遺産に登録され、封印を解いた場所は、2度と誰も立ち入れない場所となりました。もう誰も封印する事はできません。

以前から、富士山を世界自然遺産にしようとの動きはありました。すべて、観光や商売の目論見によるものです。

実際は、富士山を世界自然遺産にできるわけがありません。なぜか。富士山の3分の1は自衛隊と米軍の演習地です。毎日のように大砲を富士山めがけて打っており、地鳴りがしています。軍隊の演習場が世界自然遺産になるわけがありません。それで決まったのは、世界文化遺産としてです。しかし誰1人としてその文化を知る者はいません。金儲けのためにいい加減なものをこじつけて文化としています。高天原を知らずして、富士の文化は語れません。以前、地元の新聞記者に高天原の話をした事があります。すると記者は「高天原ってなんですか?」と言うのです。もう話を止めました。今の人たちは、生命を司っていた神々の世界を何も知りません。知らずに済む事ではないのですが、これが実情です。だから病気で死んでいくのです。

富士山文化は、すべて人類の命にまつわる信仰でした。

富士講も、開祖角行が説いたのは不老不死の生命のコントロールです。その教えの高天原に参るのが富士講です。決してただ富士山に登れば良いというようなものではありません。ニニギ尊や天照大神に直接触れ合って教えをいただくしかないのです。

今は神様方がお目覚めになられて、いつでもお話を聞く事ができるようになりました。しかし、誰もそれに気が付きません。神様は向こうからはやってきません。こちらから訪ねて行かなければならないのです。

なぜ、富士高天原の封印はしてあったのでしょう。

そのヒントは、富士文献にありました。今から５３００年前、富士にいたニニギ尊の孫の鵜茅草葺不合尊《うがやふきあえずのみこと》（以後51代、２７００年間同じ名前を使いました）が度重なる中国の侵略から九州を守るために、富士から九州に渡りました。しかし、神皇の神事は富士で行っていました。その51代目大和王の時代に、紀伊半島で中国による反乱が起きました。近畿地方は、中国の首都でした。そのため神皇大和王は平定に向かいましたが戦死。皇太子も戦死。残るは幼少の第四皇子の佐野王（のちに神武天皇）だけでした。そのため14年間は暗黒の時代と呼ばれて皇后が天皇に代わりました。そして佐野王が22歳にして出陣。奈良を平定してやっと収まりました。神皇の亡くなられた地、奈良に父大和王を祀り（これが神武天皇の墓と言われていますが、神武天皇はここにはいません。亡くなられた場所に父は祀りましたが、敵地に都を造るわけがありません。都は山梨です。その頃の奈良は中国でした）、富士に向かいました。そして富士で即位し、神武天皇となりました。

その神武天皇が富士で行った事が、富士文献に書いてあります。神武天皇は富士の岩戸を開き、先祖のニニギ尊と木花咲椰媛の霊石を出して山宮に祀ったと。岩戸と山宮はそんなに離れていません。

実は岩戸には、最初の高皇産霊神の霊石も祀ってありました。この前で「生命の秘密を引き継ぐ大嘗祭を行っていたのです。それをなぜわざわざ山宮に移動させたのでしょうか。

その謎を解くには、神武天皇に聞くしかないと、私は神武天皇を探しました。すると、意外と早く見つかったのです。山梨の北杜市の真原という場所です。神代桜と桜並木で有名です。山陰で、富士山が見えない場所でした。

富士文献の記録通り、富士山の見える鳥見山（甲斐駒ケ岳）の山頂には富士の7神を祀った祠《ほこら》が今もあります。そして都は、富士山が見えないところに造りました。記録によると都の北東に神武天皇のお墓があるそうです。

北東は開けていて、遠くまでよく見えます。ありました。見事な前方後円墳が。かなり大きな山です。車で1時間ほどかけて現地に行ってみました。須玉の高速インターを降りて増富温泉に向かう途中の、根古屋という場所です。古い根古屋神社があり、その裏山です。舗装された道があるので車で行けます。山の上に小さな祠がありました（城跡の案内板が目印）。神武天皇は、ここにいらっしゃったのです。

この大きな古墳は天之児屋根命のお墓で、その上に乗っている形でした。すでにお墓は荒らされてもう何もありません。神武天皇の御霊だけが独りぼっちでいらっしゃいました。悲しい気持ちになりました。


しかし、いろいろ聞く事ができました。「自分の父は神皇として神の役割で人々の健康を守っていた。しかし中国の権力で殺されてしまった。死んでしまっては庶民の健康も守れない。だから私は神の仕事を捨て、権力者となって人民を幸せにしようと、そのために高天原を封印した。そこにおられる神様を鳥と呼び、鳥居で封印した。大嘗祭を行っていた岩戸の霊石は山宮に移して封印をした」と話されました。

そして、「あなたをここに呼んだのは、今は平安が訪れて権力の必要は無いが、人民の健康がとても心配だ。もう1度、人民の健康を守るために高天原の封印を解いてくれないか」と続けられました。

「えっ、私がやるのですか」と申し上げると、「そうだ。あなたしかここまで来られた者はいない」と。

そんなわけで、私は高天原の封印を解く羽目になったのです。しかし実際は、そんなに難しい事ではありませんでした。

２０１４年1月22日に、友人を連れて山宮神社に行きました。すると、同行したF氏が急におかしくなって、高皇産霊神の霊石に溶岩をぶつけてののしりだしました。ものすごい激しさでした。霊石からは煙が上がり、死ぬかと思いました。挙句の果てに霊石に蹴りを入れてすっ飛ばしてしまいました。

大変な事になりました。後始末をするのは私です。霊石を拾ってきて、元の場所に置きました。そのとき、上下が反対になっていた事に気が付きましたが、これが封印だったのです。二度と動かせないように下に石を積み、霊石を固定しました。高皇産霊神のお声が聞こえて来るようでした。長年土に埋もれていた部分は土が固くなってしまい、霊石が帽子をかぶったようになっていますが、この置き方が正常です。２度といじってはいけません。ついでにニニギ尊と木花咲椰媛の霊石も前後が反対だったのでこれも戻し、高天原の封印解除は完成しました。これが「富士は晴れたり日本晴れ」です。

私がやる事はなぜか世界が動く事なのですが、意外と簡単にできたのです。これで世界は変わります。

その一環としてこの本を書いております。神武天皇とのお約束です。

神武天皇はなぜか私とウマが合うのですが、実は、私は神武天皇の母の弟の生まれ変わりのようです。以前、人の前世を見られるという人にお会いしたときも、全く同じ事を言われました。神武天皇が8歳のとき、父の天皇が亡くなりました。その後、母とその弟で沖永良部島に身を隠し、弟が神武天皇を教育しました。そして22歳になって出陣し、平定をしたのです。そのために、神武天皇に初めてあったとき、天皇は私の事を「師匠」と呼びました。よく考えれば、神武天皇に高天原の封印を指示したのは私の先祖でした。そう考えれば私のお役目も納得できるのです。

山宮神社の霊石は、今は世界文化遺産の中心であり、周りに柵ができて入口の扉には鍵がかかっています。もう誰も触る事はできなくなりました。それ以前は誰も管理していなかったので、自由に動かす事もできましたが、今は処罰されます。実にうまく行きました。

かくして高天原は蘇りました。高天原の歴史を綴る富士文献の巻末の文章に、次のようなものがあります。

「これにて高天原の復興の事終わる」南朝最後の尹良親王《ゆきよししんのう》が自害された時の言葉です。

これを読んで、あまりの悔しさに「ならば私が復興してやる」とあても無く言った大馬鹿者の私でしたが、本当に蘇らせる事ができました。今は、その充実感でいっぱいです。

本書を読んで、こうした出来事を信じられない人もいるっしゃるでしょう。私でさえ信じられない出来事ですから。しかし、これは現実です。作り話で書ける内容ではありません。ガンの治し方も、その原理から説明できる人は私以外にはいないでしょう。高天原の神々の指示が無ければ、この本は書けませんでした。ただ、高次元からの知識は今の人間には受け入れがたいのかもしれません。

かつて、天照大神がこの生命の秘密を伝授する際、その御方は裸で服を着ていませんでした。全身をラジウム石でできた勾玉でまとい、石の効果を説いていたのです。

その根拠もあります。日蓮聖人が、天照大神のお屋敷跡に「天照垂釈堂」を建立しました。そこには、月夜見命の末裔の石川家によって天照大神の遺品が保存されています。しかし、一般の人は見る事ができません。私は、月夜見命第１５７代の故・石川慶司親王と友達だったため、遺品の様子を聞く事ができました。天照垂釈堂にある遺品は、たくさんの石と読めない字を書いた木簡、ボロボロに錆びた剣、それだけです。布の類は一切ありません。服を着ていたのであれば、布切れだけでも残っているはずです。やはり裸だったのです。

天照大神は、石が出す自然放射線による生命の管理法を教えていたのです。天皇が即位で行う大嘗祭も天照大神が教えたものなのです。生命の仕組み。それは地球誕生以来、連綿と受け継がれた神の教えでした。自然放射線が生命の実体です。生命は永遠に、放射線に乗って存在し続けるでしょう。

その後、今から１８００年ほど前、武内宿禰《たけのうちのすくね》という大臣が、５代の天皇にわたり生命の秘密を伝授しました。武内宿禰は３５０歳まで生き続けました。自ら長寿を実証したのです。

そして、その後を継いだのが聖徳太子です。聖徳太子はラジウム石の効能を観音様に例えて、観音様をお祀りしている場所にラジウム石の砂を置きました。

その教えを持って中国を旅したのが三蔵法師です。三蔵法師は、太子の元で生命を学ぶために倭国にやってきて帰化しました。名前を高向玄理《たかむこのくろまろ》と言います。そして遣隋使、遣唐使の通訳として中国に渡りました。それが西遊記として残っているのです。その後を継いだのが弘法大師です。彼は中国の唐に勉強に行ったのではなく、教えを広める目的で、遣唐使として三蔵法師について行きました。

このような高天原の教えも宗教や時代とともに大きく変わってしまいましたが、今も残っているのです。今ここで、原点に帰って見直してみましょう。

自然放射線を神の教えと思って、大切に使っていきましょう。

まとめ

本書を読んでみて、自分でもラジウム療法を試してみようという気になりましたか。

ガンと診断されて病院で治療を受ける、それも選択技でしょうが、その治療を受ける前に自分で治す事をしてみてはいかがでしょうか。副作用などのリスクもありません。それほどお金がかる方法でもありません。病院に行けば手術になる可能性が高く、かなりのリスクがあります。その前に自分で自然療法を試してみるのも選択肢としてあります。

すでにアメリカでは、3分の2の人が病院の治療以外の方法を選んでいるそうです。それで手術の必要が無くなれば、それに越した事はありません。

ガンと診断されたら、まずは病院の検査を受けながら自分で治す事にチャレンジしてください。簡単な方法ですから、気軽に試せると思います。本書をその水先案内として手元に置いていただけたら幸いです。

もう1つ。ガンになるのには必ずその原因があります。以前は発ガン物質の摂取が主な原因と言われていましたが今は違います。食品に含まれる人工放射性物質によってガンになっているのです。

前述の通り、ドイツでは10ベクレル以上の食品は、ガンの発生率が高まるので出荷してはいけません。その基準が日本では１００ベクレルなのです。ドイツでは食べてはいけない食品を、日本では平気で「安全だ」と言って食べているのです。ガンがここに来て急増したのは、当たり前の事だと思います。

いかなる治療法を選択するにしても、それ以降は原因を作らないように努める意識が不可欠です。ガンの治し方の本でも、それに触れている物はほとんど無いのではないでしょうか。１番大事な事が抜けているのです。

だから、病院で手術を受け１度は回復したかに思えても、再発して命を失う場合が多いです。

大学時代の友人で医者の息子がいるのですが、彼によると、患者さんを舌ガンで治療していたら、今度は悪性リンパ腫を発症、もうガンだらけで病院では手に負えないような事が多いと言います。原因物質はストロンチウムかと思われますが、ここまでくると排出しようがありません。もっと早く被曝に気が付くべきだったのです。

「放射能被曝だ」と言うと、目を背ける人が多いです。

これはチェルノブイリ原発事故のときも同じでした。被曝の恐ろしさを知っていても現実として受け入れたくない。現に今は何ともないから忘れていたい。しかし、５年も経つと体調がおかしくなる人が増えてきて、６年経ったときには、被曝という言葉に目を背ける人はいなくなったといいます。チェルノブイリでは、全員が自覚するようになったのです。

この被曝の自覚がガン治療の第一歩とも言えるのです。自覚をしたなら、真剣に人工放射性物質の排出を心がけてください。

病院から溢れるほどガン患者が多くなった今、本書を緊急で書き上げました。ぜひ今すぐに、自分でガンを治す事を始めてください。

その願いとともに本書を終わりとします。

最後に一言

「人工放射線でガンになれば、自然放射線でガンを治す事ができます。人工放射線と自然放射線では、変調された信号が違うからです。この区別がわからない者は放射線を語る事もできませんし、ガン治療の入口に立つ事もできません」

繰り返しになりますが、放射線治療でガンを治すことは今や医学界の常識です。放射線がガン細胞を破壊するからです。しかし現代医療で使われてる放射線は人工放射線であるために、二次被曝という副作用があります。それならば、安全な自然放射線を使用してみてはいかがでしょうか。

私が言いたいことはそれだけです。

◎ 著者紹介 ◎

富士山ニニギ（ふじさんににぎ　本名：橘髙《きったか》　啓《けい》）

昭和 46 年慶応義塾大学工学部電気工学科を卒業。

日本ビクター株式会社に勤務。

昭和 63 年６月。 サラリーマンに終止符を打ち「富士山に行って仙人になる」と言って退社。

その後富士山麓で「西富士オートキャンプ場」を開き、山での静かな環境の生活に入る。

ちょうどキャンプブームに乗って「脱サラキャンプ場」として有名になり、キャンプ場のコンサルタントとしても活躍。

建設省外郭団体「(財) 公園緑地財団」のオートキャンプ研究会委員を務め、海外のキャンプ場視察、国内のキャンプ場建設などを手伝う。

平成 16 年６月 13 日。武田信玄埋蔵金発掘のテレビ番組製作でキャンプ場内の岩屋を開いた。これが結果的に天岩戸開きとなった。

その後、数々の不思議な体験をし、平成 23 年３月 11 日朝９時に富士山ニニギのペンネームで mixi のつぶやきに「仙台に大地震がきます。避難してください」と警告。それが的中したことで一躍有名になる。ブログには１日 10 万件を超すアクセスがある。

その後 mixi を通じ、ラジウム石や日本の古代史の研究を紹介。

人気ブロガーとなる。「ニニギの日記」は現在も続く。

主な著書 「自然放射線 vs 人工放射線　宇宙の認識が変わるラジウム・姫川薬石と天の岩戸開き　生命の起源は巨大隕石の遺伝子情報だった！」(明窓出版)

自然放射線vs人工放射線

宇宙の認識が変わるラジウム・姫川薬石と天の岩戸開き。生命の起源は巨大隕石の遺伝子情報だった!

富士山ニニギ

安定した企業のサラリーマン生活を捨て、富士山麓でオートキャンプ場を営む著者は2011年3月大地震の予兆を見抜き、放射線の真実と向き合い方をmixiで呼びかけることにより数多くの読者の反響を得た。
旧日本陸軍において世界で最初に原爆を作った父を持ち、幼い頃から得た知識と感性は現在のラジウム石研究と実践により、放射線の脅威と無限の可能性をあらためて知るに至った。そして、日本の古代史との密接な関係を紐解くことで、ラジウム鉱石が持つ本当の意味とDNA——人類の発生と進化のヒントを発見したのである。

Part 1 命の起源

生命の起源／ホルミシスの実体／ラジウム石の種類 ／自然放射線は昔から利用されていた／長寿の水を発見したパトリック・フラナガン博士／植物と放射線／ラジウム医療で健康保険が使える国がある／戦後の原爆症を厚生省はラジウム温泉で治療した／万病治るラジウム温泉／ニニギ石を腹帯に入れて朝鮮出兵した卑弥呼／危険な人工放射線／ラジウム石の工業利用／自然放射線を利用した無公害発電／他

本体価格　1340円

家庭《かてい》でできるガンの治《なお》し方《かた》
自然放射線《しぜんほうしゃせん》 vs《バーサス》 人工放射線《じんこうほうしゃせん》

富士山《ふじさん》ニニギ

明窓出版

平成三十年七月二十日初刷発行

発行者 ―― 麻生 真澄
発行所 ―― 明窓出版株式会社
〒一六四―〇〇一二
東京都中野区本町六―二七―一三
電話 (〇三) 三三八〇―八三〇三
FAX (〇三) 三三八〇―六四二四
振替 〇〇一六〇―一―一九二七六六
印刷所 ―― 中央精版印刷株式会社
落丁・乱丁はお取り替えいたします。
定価はカバーに表示してあります。

ISBN978-4-89634-390-8
ホームページ http://meisou.com

人類が変容する日

エハン・デラヴィ

意識研究家エハン・デラヴィが、今伝えておきたい事実がある。
宇宙創造知性デザイナーインテリジェンスに迫る！

宇宙を巡礼し、ロゴスと知る――わたしたちの壮大な冒険はすでに始まっている。取り返しがきかないほど変化する時――イベントホライゾンを迎えるために、より現実的に脳と心をリセットする方法とは？　そして、この宇宙を設計したインテリジェント・デザインに秘められた可能性とは？　人体を構成する数十兆の細胞はすでに、変容を開始している。

第一章　EPIGENETICS《エピジェネティクス》
「CELL」とは？／「WAR ON TERROR」――「テロとの戦い」／テンション（緊張）のエスカレート、チェスゲームとしてのイベント／ＤＮＡの「進化の旅」／エピジェネティクスとホピの教え／ラマルク――とてつもなくハイレベルな進化論のパイオニア／ニコラ・テスラのフリーエネルギー的発想とは？／陽と陰――日本人の精神の大切さ／コンシャス・エボリューション――意識的進化の時代の到来／人間をデザインした知性的存在とは？／人類は宇宙で進化した――パンスペルミア説とは？／なぜ人間だけが壊れたＤＮＡを持っているのか？／そのプログラムは、３次元のためにあるのではない／自分の細胞をプログラミングするとは？／グノーシス派は知っていた――マトリックスの世界を作ったフェイクの神／進化の頂上からの変容（メタモルフォーゼ）／他

本体価格　1500円

なぜ祈りの力で病気が消えるのか？
いま明かされる想いのかがく

花咲てるみ

医師学会において「祈りの研究」が進み、古来より人間が続けてきた祈りが科学として認められつつあります。

なぜ様々な病状は祈りで軽減され、治癒に向かうのか?

病気の不安から解放されるばかりか、人生の目的に迫ることができます。


（アマゾンレビューより）★★★★★すべてのひとに読んでもらいたい本
「なぜ祈りの力で病気が消えるのか？」というタイトルではありますが、病気以外についての内容もたくさん書いてあります。

優しい語り口で書かれているのでどんな人が読んでも心穏やかになれる本だと思います。

怒っている時、焦っている時に限って嫌なことが起こる理由。

神社やお寺に行くと心がすっきりする理由。

引き寄せの法則などなど。

スピリチュアルなことから日常のことまで書かれている本です。

あっという間に読みすすめられます。

「病気は『気付き』を与えるためのサイン」

病気で苦しんでいる人、日々のちょっとしたことでモヤモヤとしている人におすすめしたい本です。

本体価格　1350円